脉诊一本通

王俊 编著

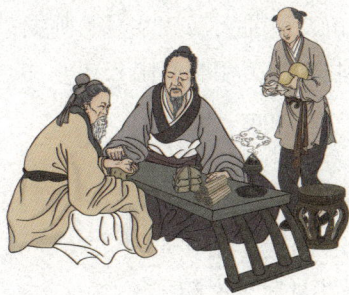

河北科学技术出版社
·石家庄·

图书在版编目（CIP）数据

脉诊一本通 / 王俊编著 . -- 石家庄：河北科学技术出版社，2024. 9. -- ISBN 978-7-5717-2182-4

Ⅰ . R241. 2

中国国家版本馆 CIP 数据核字第 20249G22H4 号

脉诊一本通

MAIZHEN YIBENTONG

王　俊　编著

责任编辑	李蔚蔚
责任校对	王文静
美术编辑	张　帆
封面设计	盖福利
出版发行	河北科学技术出版社
地　　址	石家庄市友谊北大街 330 号（邮编：050061）
印　　刷	石家庄联创博美印刷有限公司
开　　本	640mm×910mm　1/16
印　　张	12
字　　数	167 千字
版　　次	2024 年 9 月第 1 版
印　　次	2024 年 9 月第 1 次印刷
书　　号	ISBN 978-7-5717-2182-4
定　　价	58.00 元

手太阴肺经

手阳明大肠经

足阳明胃经

足太阴脾经

手少阴心经

手太阳小肠经

足太阳膀胱经

足少阴肾经

手厥阴心包经

手少阳三焦经

足少阳胆经

足厥阴肝经

任脉　　　　督脉　　　　带脉　　　　冲脉

阴跷脉　　　阳跷脉　　　阴维脉　　　阳维脉

手掌反射对照图

左手心

额窦　额窦　额窦　额窦
颈肩前区
肾　支气管　眼　耳
肾上腺　颈肩前区
头颈淋巴结　耳
颈肩前区　斜方肌
垂体　肺
（头部）颈项　额窦　心肝
扁桃体　脾
食管、气管　横结肠
胃脾大肠区　胰腺　输尿管
胸腔呼吸器官区　降结肠
十二指肠　膀胱
甲状腺
肛管、肛门　前列腺、子宫、阴道、尿道
腹腔沟　生殖腺
小肠

右手心

颈肩前区
肾上腺　头颈淋巴结
颈肩前区　支气管　眼
颈肩前区　耳　颈肩前区
颈肩前区　斜方肌　额窦　垂体
腹腔神经丛　鼻　大脑（头部）
肺　心肝　颈项
胆囊　扁桃体
盲肠　横结肠　食管、气管
升结肠　输尿管　胃
膀胱　胰腺　胃脾大肠区
甲状腺　十二指肠　胸腔呼吸器官区
腹股沟
生殖腺　小肠

足底反射对照图

右足底

三叉神经、颞叶
头、颈淋巴腺　额窦　垂体
额窦　鼻
额窦　耳　头（大脑）
额窦　耳　小脑、脑干
舌、口干　颈动脉
腋窝（胸腔）　颈
肩　斜方肌　食管、气管
臂部（上臂）　肺、支气管　甲状旁腺
胆囊　肝脏　胃　甲状腺
肾　腹腔神经丛（太阳丛）
背胆　肾上腺
升结肠　横结肠　十二指肠
胰腺
回盲瓣　小肠　输尿管
盲肠、阑尾　膀胱
股部（大腿）　直肠、肛门
臀部　生殖腺（卵巢、睾丸）　盆部

左足底

三叉神经、颞叶
垂体　头、颈淋巴腺
额窦　鼻　额窦
目　额窦
头（大脑）　耳　额窦
小脑、脑干　耳
舌、口干　颈　腋窝（腋腔）
颈动脉　肩
食管、气管　斜方肌
甲状旁腺　肺、支气管　臂部（上臂）
甲状腺　胃　心脏
腹腔神经丛（太阳丛）
肾上腺　肝脏
胰腺　横结肠　脾脏
十二指肠　降结肠
输尿管　小肠
膀胱　乙状结肠
直肠、肛门　股部（大腿）
盆部　臀部

足部反射对照图

足背

下身淋巴腺
肋骨
膈
身淋巴腺
肋骨　声带
胸　胸部淋巴腺
喉、气管
鼻
扁桃体
下颌
喉、颈淋巴腺　上颌

足内侧

坐骨神经
直肠、肛门
腹股沟
下身淋巴腺
子宫颈、阴茎
尿道、阴道
膀胱
内尾骨　子宫、前列腺　尾骨
胸椎　骶骨　颈椎
腰椎　甲状旁腺
鼻

足外侧

直肠、肛门　髋关节
上身淋巴腺
膝　外踝骨
腋窝（胸腔）
肘关节　肩
三叉神经、颞叶
外尾骨　生殖腺　膝　肘关节　肩

人体头部经络穴位

耳正面

耳背面

耳部反射对照图

前言

　　中医辨证，讲究"望、闻、问、切，四诊合参"，本书是关于"切"，也就是脉诊的内容。从基础到深入，本书对脉诊的知识进行梳理，并在其中穿插《黄帝内经》等中医经典理论，为读者梳理脉诊相关的中医医理。不管是从来没有学过中医的中医爱好者，还是曾经学习过中医的人，都能够在阅读本书之后，对中医脉诊有更全面的认识，或将本书作为日常参考查询的工具使用。

　　全书分为四个章节：第一章，是关于诊脉的基础知识，包括脉诊的方法、阴阳气血、十二正经和奇经八脉的内容；第二章，是有关脉象的知识，包含的脉象的组成因素，及其与季节、脏腑、个人所处年龄阶段等的关系，以及李时珍《濒湖脉学》中整理的脉象；第三章，是脉证相关的知识，包含何种脉象对应何种病证，以及外感、内伤会出现的脉象；第四章，是有关脉案的内容，搜集整理了大量脉案，并对其进行大致的分类，方便读者朋友阅读和查询。

　　在正文之后，本书以"附"的形式，寻找经典添加了"中医养生""各类歌诀"等内容，让读者朋友希望得到养生方面的指导的时候，能有据可依，同时方便在学习本书之后背诵、查询歌诀中的内容，记忆巩固相关知识。

本书在编写过程中，虽然深入查阅资料，几经删改，但仍不免有不足和疏漏之处，恳请广大中医爱好者予以指正，以便再版时修订完善。

2024 年 5 月 17 日

目录

第一章 基础知识

第一节 脉诊法 ···················· 002

1. "寸—关—尺"诊脉法 ············ 002

2. 反关脉、斜飞脉、双歧脉 ········· 005

3. "三部九候"论 ················· 006

4. 指法要点 ····················· 007

第二节 经脉气血——效法天地阴阳 ···· 010

1. 十二正经,奇经八脉 ············ 010

2. 脉——胃、神、根 ·············· 012

3. 阴阳 ························· 015

第二章 脉象

第一节 脉象的主要内容 ·········· 020

1. 脉象 ························· 020

2. 脉势——脉气与脉质 ··········· 022

3. 脉位 ························· 025

4. 脉形 ························· 027

第二节　脉象的影响因素 ………………………… 030

　　1. 脏腑与脉象 ……………………………………… 030

　　2. 季节与脉象 ……………………………………… 032

　　3. 各人脉不同——男子、女子、儿童、老人 ……… 035

第三节　27 种脉象 ………………………………… 039

　　1. 相对的脉象（16 种） …………………………… 039

　　2. 相似的脉象（11 种） …………………………… 063

第一节　诸脉主病 ………………………………… 078

　　1. 诸脉主病诗——解读 …………………………… 078

　　2. 奇经八脉主病 …………………………………… 084

　　3. 真脏绝脉、阴阳绝脉主病 ……………………… 086

第二节　外感脉证 ………………………………… 089

　　1. 外感风、寒、暑、湿诸邪脉证 ………………… 089

　　2. 疟疾、泻痢（下痢）、呕吐（反胃）、霍乱脉证 … 089

第三节　内伤脉证 ………………………………… 091

　　1. 饮食、劳倦内伤脉证 …………………………… 091

　　2. 水肿、胀满脉证 ………………………………… 092

　　3. 火热、骨蒸、劳极脉证 ………………………… 093

　　4. 遗精白浊、消渴（三消）、淋闭、大便燥结脉证 … 094

　　5. 喉痹、眩晕、头痛、心腹痛、疝痛、腰痛脉证 … 094

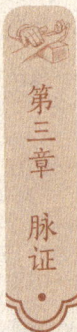

002

第三章　脉证

6. 咳喘脉证 ················· 097

7. 失血、瘀血脉证 ············· 097

8. 卒中、癫狂、痫脉证 ·········· 098

9. 痈疽、肺痈肺痿、肠痈脉证 ······ 099

10. 脚气、痿病、痹病、疸病脉证 ····· 100

第四章　脉案

第一节　外感六邪 ··············· 104

第二节　内伤七情 ··············· 111

第三节　饮食、酒色、劳倦 ········· 119

第四节　妇女、胎产 ············· 126

第五节　虚、寒 ················ 131

第六节　火、热、气、瘀、实邪 ······ 149

第七节　疮、疽、斑、痰、积、死证 ···· 157

第八节　误治 ················· 162

附

一　健康养生 ·················· 165

1. 上古天真论——健康的标准 ······· 165

2. 四气调神大论——四季养生法 ······ 167

3. 阴阳应象大论——调和阴阳的方法 ···· 170

4.《老子·养生篇》 ············· 175

二 各类歌诀 ·· 176
1. 诸病宜忌脉 ·· 176
2. 诸脉主病诗 ·· 177
3. 奇经八脉——诊法、脉证 ·························· 179
4. 真脏脉诀 ··· 180
5. 阴阳绝脉 ··· 180

第一章　基础知识

　　脉诊方法不对，就无法通过脉象来判断疾病的类型。能诊出是什么脉象，却理解不了什么是虚实强弱、什么是脏腑经络、什么是气血阴阳，也无法准确地判断病情，进入治疗环节。在这一章里，我们将介绍脉诊的位置和方法，以及理解脉象相关的基础知识。为我们的脉诊学习打下基础。

第一节　脉诊法

1. "寸—关—尺"诊脉法

　　脉诊，是通过脉搏的形状和跳动情况——即脉形和脉气的状况，来判断身体健康状况的一种中医诊断方法。古人会从全身来诊脉，《黄帝内经》里称结喉两旁的动脉叫"人迎"，左右手寸、关、尺部位的脉为"气口（也叫寸口）"。本书要论述的，是最常用，也是理论最完备的"寸—关—尺"诊脉法。

　　寸、关、尺为脉诊三部，那为什么全身有那么多跳动的脉管，偏偏要选择寸关尺作为脉诊的位置呢？因为在六腑之中，胃是水谷之海，是六腑的源泉。但凡食物入口，都先留存在胃里，再经过脾的运化来荣养脏腑血气。气口，属于手太阴肺经，肺经主朝百脉，五脏六腑之气都来源于脾胃，但变化情况却可以表现在气口脉上。我们人体是一个有机的整体，气血无时无刻不在运转，帮助我们维持生命活力。通过寸关尺最能反映周身上下、脏腑内外的气血运行情况，所以我们通过它来展开脉诊。

　　诊脉的时候，让患者伸出手臂，掌心向上，自然平放桌子上，手腕下方放置

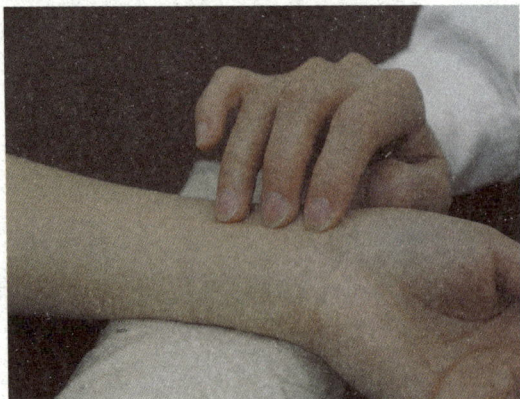

脉诊示意图

一个小脉枕，方便找脉、摸脉。定位寸关尺的时候，我们可以用"高骨定关"法：

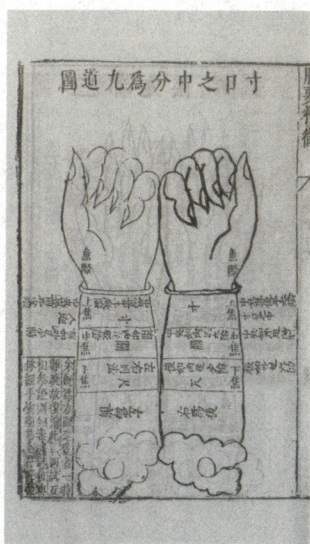

寸口之中分为九道图

找到掌后高骨隆起的地方，就能找到"关脉"的位置了。先把中指的指腹落到关脉的位置，然后依次放下食指和无名指。"关脉"前方、食指指腹所落的位置，为"寸脉"；"关脉"后方、无名指指腹所落的位置，为"尺脉"。如果患者身形高大，诊脉的三根手指就放稀疏一些；如果患者身形娇小，诊脉的三根手指就放密集一些；小孩子的脉象，用一根手指或两根手指就可以取脉了。指腹要正正落在脉管上，诊脉人以手指起伏的巧劲来定浮、中、沉——也就是脉的深浅。

三指指腹落到寸、关、尺所在的相应位置之后，就能感受到脉搏的跳动了。我们要根据脉搏在这三个部位的大小、强弱、迟缓、快慢等情况来了解气血情况，进而判断患者的身体健康状况。所以，诊脉的三个手指能不能找对位置，能不能准确地把脉象、脉形探查出来，关乎着脉诊的准确性。

探查脉象是一门技术，也是一门艺术。诊脉人的知识、经验和心境悟性，决定他是否能通过三根手指了解别人的健康状况。所以历代医家，都会认真学习、钻研这门技术。为此，清代医家周学霆还专门撰写过一本《三指禅》来阐述脉诊理论。这里的"三指"就是诊脉用到的食指、中指和无名指，而"禅"字尤其妙，它包含了诊脉者在诊脉时的一种状态——诊脉者要感受倾听脉象、要分析参悟脉象。

所以，给人诊脉的时候，要平心静气，调整好自己的呼吸，待气息平稳之后，左手取右、右手取左，手搭患者寸关尺，集中注意力虚静以待。诊脉的时候，让自己的指腹和患者的脉动相融，感受

第一章 基础知识

寸关尺各部的脉象是怎么跳动的，判断它们属于哪一种脉象和脉形。不要因为自己心绪不静，影响脉象的探查。这也是《黄帝内经》中"持脉有道，虚静为保"的诊脉要求。

对于患者而言，诊脉的时候要保持安静，不动乱自己的气血，让大夫能诊察你真实的脉象情况。而脉象最佳时间，是在清晨。因为这个时候，阳气未动，阴气未散，也没有用过餐，经脉之气不亢奋，络脉之气也调和，气血都没有受到搅扰，所以容易诊察出病脉来。

一般，刚吃完饭、刚运动完或情绪高涨的时候，脉气与脉质都相对旺盛，诊脉的时候应该避开这些时间。但饿久了、静久了、怯久了，脉气与脉质就会不同程度的低落，在机体处于气血不足、气郁失疏的时候，诊脉时就应该把脉气和脉质的变化纳入整个病机之中，统一分析。

临诊讲究"诊脉为先"，医患双方不必先对话，诊脉之后再进行问诊。《黄帝内经》要求诊脉的时候需诊"五十动"，但实际操作的时候这个时间依旧不够，一般的诊脉时间最好不少于 3 分钟。在诊察患者脉象动静变化的同时，还要看他的两目瞳神，面部色泽，从而分辨五脏是有余还是不足，六腑是强还是弱，形体是盛还是衰，将这几个方面加以综合考察，来判别病人的死、生。

〔知识小版块〕

同身寸

以本人身体某一部分的长度，作为测量本人体表某部长度的标准。比如：把一个中指中节两侧横纹头之间的距离定为一寸，用来测量他手、足、背、腹各部的长短宽窄。这种测量方法，就叫作"中指同身寸法"。

2. 反关脉、斜飞脉、双歧脉

反关脉

少数人的"寸口"部找不到脉搏的跳动，因为他的桡动脉不在寸口，而是到"寸口"的上方、手腕的外侧去了，在那里可以找到跳动的桡动脉，这种脉叫作"反关脉"。有的人只有一只手是"反关脉"，有的人两只手都是"反关脉"。反关脉是正常的生理性变异脉位，不用太过惊异。但反关脉的位置太浅，无法充分反映人体阴阳气血的三维动势，所以它能给到的信息不如寸口脉丰富。比如：反关脉滑盛，相当于寸口脉浮滑气盛的脉象；反关脉满大，相当于寸口因阳盛痰浊内壅所致的满滑脉象；反关脉浮浅软濡，为气血不足之象；反关脉曲折坚厚，为痰凝重积之象；等等。也就是说，虽然大多数情况下，大家并不看重反关脉的脉形和脉象反映的信息，但它们对病情的分析仍有一定的价值。

斜飞脉

生理性变异的脉位，桡动脉从尺部斜向桡骨茎突背处侧，向合谷方向伸延。斜飞脉分外斜和内斜两种：从大指外侧，内屈下鱼抵太渊（和寸口距离比较甚远），自太渊外屈，是外斜脉。自合谷内屈，会于鱼际，伏行壅骨（大陵穴处）之下，出于寸口者，自伏斜行而出，是内斜脉。切脉的时候，位置相应改变。外斜脉，常常和三关平等，但内斜脉一般比较细。有的人时而内斜脉盛，时而外斜脉盛。

双歧脉

一只手或两只手的寸口位置出现两条或三条独立脉道的现象，出现两条独立脉道的脉象称为双歧脉，出现三出脉，可以叫作三歧脉。因为相比起来，三歧脉更为罕见，所以这种多条脉道的脉象也统称为双歧脉。双歧脉分为多条脉道的位置在寸、关、尺都有可能发生，从尺部就开始分歧叫作全歧脉，从关部、寸部开始分歧的就不是全歧脉了，一般以关部分歧最为常见。一般情况下，双歧脉中有一条会比较粗，称为主脉，而另一条比较细，称为副脉。有的双歧脉两条脉道中靠内的一条脉靠近中筋，但切脉的时候，大多容易忽视腕后中筋附近的位置，加上脉在这里较为深伏，所以这种双歧脉只有诊脉非常仔细的人才能发现。有的个体，双歧脉出现的时间并不固定，根据身体状态，有时候会出现双歧脉，有时候不出现；有的个体，双歧脉的主脉和副脉的位置会因为身体状况发生变动；有的个体，双歧脉又是长期稳定的。

目前，双歧脉反映疾病的理论还不像正常脉象那样完整。根据一些病例，双歧脉内侧脉象可以反映脏腑里证的病机变化情况，而外侧脉象可以反映躯体的病机变化情况。也就是把单一脉道脉象的分析方法应用到双歧上，双歧脉的两条脉道就像寸口单脉两侧的边脉，是边脉变异的结果，所以病机理论也是相通。但这些都只是对双歧脉的假说，具体还有待研究。

3. "三部九候"论

根据《黄帝内经》，"三部"为诊脉部位（即寸口）的上、中、下三个部位，每个部位有天、地、人三候，一共有"九候"。九候对应人的九脏，即肝、肺、心、脾、肾五神脏，和胃、大肠、小肠、膀胱四形脏。可以通过九候的情况，来诊察九脏的情况。比如：上部之"天"能够用来诊察头角之气，上部之"地"能够用来诊察口齿之气，上部之"人"能够用来诊察耳目之气；中部之"天"能够用来诊察肺脏之气，中部之"地"能够用来诊察胸中之气，中部之"人"能够用来诊察心脏之气；下部之"天"能够用来诊察肝脏之气，下部之"地"能够用来诊察肾脏之气，下部之"人"可以用来诊察脾胃之气。

古人讲阴阳，阴阳理论是中医理论的基础。在《脉经》中：寸为阳，象征"天"，反映上焦（从头到心胸）的情况；关为阴阳之中，反映中焦（从胸到脐、胠、胁）的情况；尺为阴，象征"地"，反映下焦（从小腹、腰股到胫足）的情况。比如，两手的"尺部"

也叫作"神门"，通过它可以诊察肾阴、肾阳的变化。肾阴肾阳强，身体就健壮；肾阴肾阳弱，身体就虚弱衰败。假如左右手都摸不到"尺部"的脉了，就说明肾阴肾阳衰竭得严重，病情也严重。

因此，可以把寸、关、尺三个部位归属到五脏六腑上，方便观察脏腑气机的变化情况。而且，因为脏腑阴阳不同，左右手反映的脏腑也不同，比如：左手"寸部"属心，"关部"属肝胆，"尺部"属肾、小肠、膀胱；右手"寸部"属肺，"关部"属脾胃，"尺部"属命门、大肠。

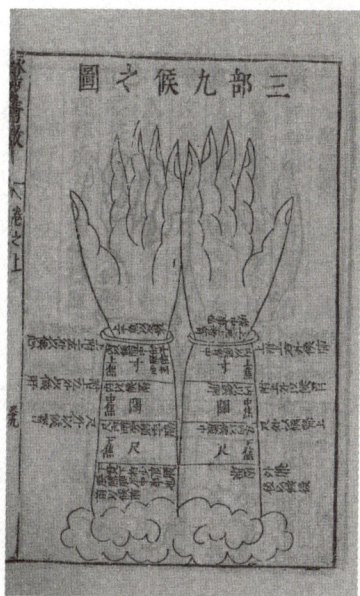

三部九候之图

所以，通过"三部九候"，能够"决死生，处百病，调虚实，除邪疾"。

4. 指法要点

"七诊"法

知道"三部九候"的概念，以及三部与阴阳、脏腑的对应关系之后，就是如何把脉象诊察出来的问题了。在诊脉的时候需要找脉，找脉有"七诊"法，即浮中沉、上下左右七种找脉的手法。

浮中沉　是指取脉的深度，轻手浮取、稍重中取、重按沉取，每用一种手法都必须等候脉搏跳动五次以上。浮取的时候，能观察有没有外感表证，也就是有没有邪气侵扰人最外一层防护层；中取的时候，能观察脾胃机能的变化情况；沉取的时候，能观察机体有没有内伤里证。

上下左右　上指寸部，下指尺部，左指左手，右指右手。意思是说，诊脉的时候不仅要上下（也就是寸关尺）比较，还要左右

第一章 基础知识

（也就是左手和右手）对照。

运用"七诊"手法，诊察寸、关、尺三部，每诊一部，都按照布指方法、指式、指压的时间和范围，来探查病情、寻找病因，以便全面地观察和分析疾病。

指法"五式"

诊脉的时候，手指取脉的动作要点叫作指法。古代医书中常见的指法有寻、按、举，滑寿《诊家枢要》中就说："持脉之要有三，曰：举、按、寻。"《素问·脉要精微论》中说："推而外之、推而内之、推而上之、推而下之。"《文魁脉学》加上了内外两侧的要求，说要用"寻、按、举、推、滚"五式，补充了推、滚两种形式。

举法：轻触浮取。

按法：加重力量重取或沉取。

寻法：指力要在举按之间，指位要在浮沉之间，移动切取。

推法：在举、按、寻的过程中，手指在寸口桡动脉上轻微移动。这样不仅可以了解气血在脉道中由尺至寸细微的脉动情况，还可以了解寸、关、尺各点在推取的时候有什么。比如：推动中、下脉位的时候，下位的脉力比上位强，表示下位脉气盛，反之则表示上位脉气盛、下位脉气不足。

滚法：切压脉道的时候，左右横向轻微滑动，诊察脉道两侧的脉的跳动情况，以及脉道的质感。脉道两侧的脉动情况多数时候是一致的，但有时出现差别，这个时候就需要用滚法来感知了。

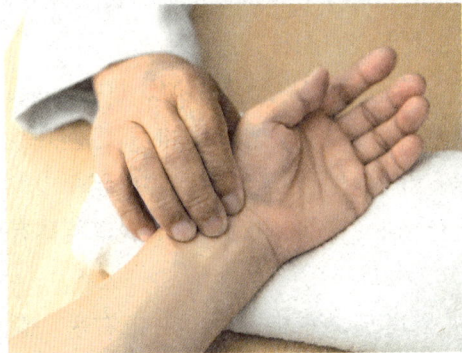

诊脉指法

这里的指法五式，说的是指力和指位的变化技巧。脉诊的时候运用这五种指法，可以把寸口脉脉道的三维空间（上下前后以及横向两旁）的情况诊察出来，从而了解人体阴阳气血、邪正虚实的气机活动信息。

总摸、细切

　　根据指法的运用范围，可以把诊脉分为总摸和细切两种。总摸的时候，不管什么寸关尺，只浮中沉取脉，做一个大致的切诊，了解脉动的总体情况。细切的时候，左右手、寸关尺、浮中沉，三部九候、18 个位点一一切取，把各个部位的脉动情况详细诊察清楚，然后判断病证。在观察脉动变化的时候，如果先后脉象一致，说明脉气变化稳定，病机因素相对单一。但有时候脉切着切着不一样了，出现切脉之初和切脉后期脉动不一致的情况。比如，最开始切脉的时候浮滑有力，久一点之后寸关尺三部或关尺部的脉力就转弱。这种切脉后期的脉象转弱一般是元气虚惫的反映，切脉初期之所以浮滑有力，是因为元气虚弱，失去持守的能力，容易在受到刺激的时候，比如刚见到大夫的时候心理紧张，或脉道感受到指部压力的时候产生应激反应，从而出现虚妄浮动的气脉变化，这样可以判断其人应当气虚火浮。相反，如果最初切脉的时候，脉力不振，但切脉久一点的时候，脉力增强，而且经久不衰，这是阳热内郁的表现。郁而脉气不能外达，所以最开始的时候脉力不振，但切久一点之后，郁阳之气慢慢涌动，脉力就增强了。

　　总之，切脉是在一定时间、空间条件下对脉形、脉势的观察和分析，宜秉持先总体后部分、先粗后细的原则，并将其与指法的分配时间结合起来，做到由面到点地排查。这样才更能发现病脉和脉动的气机特点，以免发生不必要的遗漏。所以，诊脉不是一遍就可以完成的，需要反复多次，耐心更换指法，减少疏漏。

第二节　经脉气血——效法天地阴阳

1. 十二正经，奇经八脉

经脉，是体内血液的主要流动通道。就像大地上布满的河流一样，血脉遍布人体周身，大大小小的血脉在身体内构成一套人体经脉系统。人体的各个部位，都有自己的功能，我们日常的行动、生命的维持，都要依靠这些部位，它们如果不正常工作，我们的健康就会出现问题，甚至出现生命危险。血液通过人体经脉系统，把能量和营养物质送到身体的各个功能部位，保障这些部位的功能；而身体各个部位的功能是否正常，也能反过来影响输送血液的过程，对脉形、脉象产生影响。经脉不仅是血液通行的隧道，还与气息（呼吸时，所出入者为气，一呼一吸为一息）密切相关。

人的体内，有十二条经脉，每条经都有对应的脏（或腑），叫作十二正经。它们分别是：

手太阴肺经，手阳明大肠经；足阳明胃经，足太阴脾经。

手少阴心经，手太阳小肠经；足太阳膀胱经，足少阴肾经。

手厥阴心包经，手少阳三焦经；足少阳胆经，足厥阴肝经。

在这里，我们就可以同十二正经的分布情况，具体解释为什么诊脉要诊寸口了。手太阴，是肺脏所属的经脉，从喉咙下连于肺，全身的营气、卫气以及呼吸而来的天阳之气都在肺腑汇合，而肺经脉又从"寸口"经过。因此，诊察寸口就便能辨别各经脏气的盛衰变化。"寸"，主要是这个部位全长为一寸九分；"口"，是出、入、往、来的意思；因此将这个部位称作"寸口"。

如果十二正经产生病变，可以通过两手寸、关、尺的脉象反映出来。但奇经八脉，除了冲脉、任脉、督脉三脉起于少腹胞中之外，一般都不与脏腑直接相连，和正经的情况是不一样的，因此它们才与"正"相对，称作"奇"。奇，就是有异于正的意思。奇经八脉有任脉、督脉、冲脉、带脉、阳跷脉、阴跷脉、阳维脉、阴维脉八种。

诊脉的时候，可以通过以下《奇经八脉诊法》歌诀找出其脉象：

《奇经八脉诊法》

直上直下，浮则为督；

牢则为冲，紧则任脉；

寸左右弹，阳可决；

尺左右弹，阴可别；

关左右弹，带脉当决；

尺外斜上，至寸阴维；

尺内斜上，至寸阳维。

判断奇经八脉是否为病的时候，可以参考下列内容：

如果任脉病变，寸部脉来见紧，或者从寸到关出现细实而长的脉象。

如果督脉病变，寸、关、尺三部脉来都浮，而且直上直下，颇有弦长之象。

如果冲脉病变，寸、关、尺三部脉来都会出现牢象，同样是直上直下，颇有弦实之状。

如果阳跷脉病变，寸部脉来紧，而且有左右弹动的情况。

如果带脉病变，关部脉来见紧，同样左右弹动不休。

如果阴维脉病变，尺部脉多斜向大指（外斜）而上至寸部，脉在搏动的时候往往沉大而实。

如果阳维脉病变，尺部脉多斜向小指（内斜）而上至寸部，脉在搏动的时候往往浮大而实。

2. 脉——胃、神、根

胃气

我们吃了食物，食物进到胃里，消化吸收之后，营养物质等精微被分为几个部分：一部分输送到肝脏，经过肝的疏泄，再用满溢的精气滋养于筋；另一部浓厚的精气注入于心，经过心再输入血脉。血气流行于经脉之中，上达于肺，肺就像浇花一样，又把血气送到周身百脉，直到皮毛。精气通过脉道，被运行到六腑，六腑受到荣养的同时，把精气化生为神明（能量），再输布四脏。

也就是说，经脉本身无法单独自己运动，必须跟随"胃气""宗气"的运动才可以运动。经脉跟随"胃气""宗气"运动，是为"阴经""阳气"相互作用的结果。气为阳，脉为阴，阴脉阳气配合起来，便能运动不息。经脉中血液受到阳气（即"胃气""宗气"）的推动力，才能掀起波澜，上下来取，循环往复。

中焦脾胃之气，属于后天之气。柔而微缓有序之象，是脉中有胃气存在的表现。胃气可以让相关脉象不过甚，比如：弦，但为微弦；钩（洪），但为微钩；软，但为微软；浮，但为微浮；沉，但为微沉。如弦而刚坚、洪而盛大无度、软而虚绵无力、浮而气散无收、沉而难及等，都是无胃之脉。不管是正常的脉象，还是病脉，凡有胃气，就说明后天之气（亦即中焦脾胃之气）存在且充足，说明生命力状态还算好，对病仍有自我调整和修复的能力。

真脏死脉

如果脉来无胃气，这种脉叫作真脏脉。真脏脉现，是死证。所以古代医家常说："有胃则生，无胃则死。"在诊脉的时候，一定要根据脉息的变化，诊察胃气的情况。

脉之神、脉之根

"脉中贵有神"，这是所有医家都认可的，但在理解上稍有不同。有人认为，这里的神指的就是只胃气。也有人认为，单纯把"神"归为胃气，太过笼统。"神"，有神采、神气之意，是生命力的一种表现。在脉象上，表现为：切脉的时候，找到脉位之后，指下的脉动之气是稳定、持久、有序的；逐渐加大指力，脉道受压，脉象逐渐扁平，脉力逐渐变弱，脉位下沉，直至脉道压绝、脉象消失，在这个过程中，脉动对指压的反应和变化是自然、清晰的。这样的脉，视为有神。

脉不仅要有神，还要有根。如果说胃气是脉的后天之气，脉之根说的就是脉的先天之气，是生命力的来源。探查脉根，重压脉道的时候，其沉位和尺部有胃气有神气，脉动不会因为压力骤然消失，就是有根。

脉之胃、神、根，相互关联，从不同角度反映个体生命力的情况。正常的脉象，必须具备胃、神、根；病脉，只要不是死脉、重危脉，也应该具有胃、神、根，但病脉中的胃、神、根会因为病机轻重、性质不同，而有强弱变化。病重的时候，如果出现渐进刚劲亢急或绵散节律无序的脉象，生命期限就不会长久了，因为脉中的胃、神、根在慢慢消失。相反，如果病脉中没有这些现象，虽然有

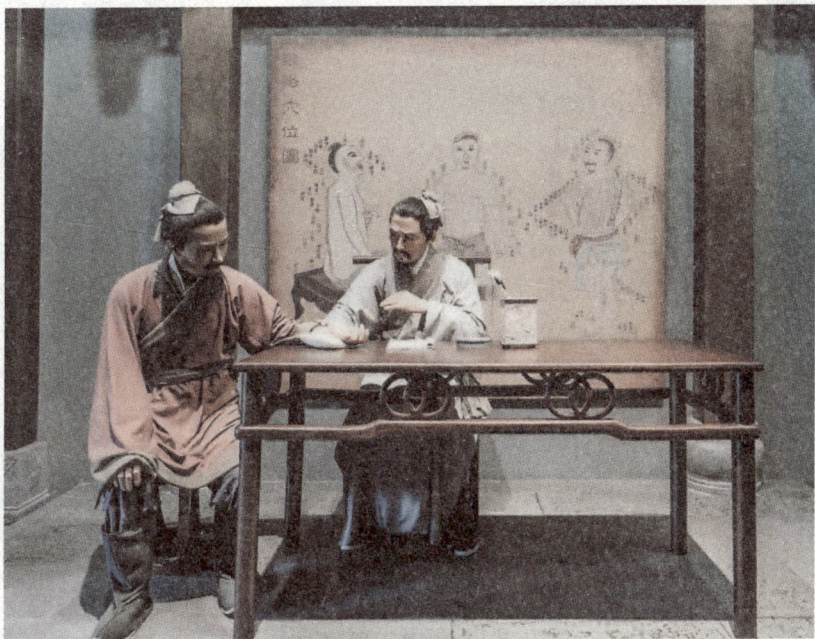

古人诊脉场景还原

病，但不危险，因为脉之胃、神、根尚存。

气点、气团

在寸关尺、浮中沉中的一个或多个部位，出现边界相对清晰的粒状脉气称作气点，出现边界清晰的团粒状脉气的称作气团。相较而言，气点较小，气团较大，并没有严格的界限，形态细小、指感尖锐的视作气点，形态较大、指感圆钝的视作气团。它们的病机意义相同，只是反映病变的范围大小不同。

气点、气团的质地，有的濡滑，有的满浊，有的坚硬。如果质地濡滑，说明相应部位的脏器经络有气火的升发和壅滞；两寸气团上突，左寸尤其圆大突出，质滑盛不实，说明风火上壅左侧肩颈，脉络不畅。如果质地坚牢不移，可以推测是因为痰瘀或痰毒内结，要先排查寸关尺所对应上中下三焦有没有肿瘤或结块，排除之后再探查是否有其他疾病；如果质地满浊壅盛，大多数时候表示相应部位痰浊壅滞；等等。不过，痰毒结滞，导致局部组织发生炎症也可能出现这种性质的气团，只是这种情况不大会以气点的形式出现。

气点、气团反映的病位，大致按寸关尺、浮中沉的三焦脏器分位来推断，但人体是一个整体，阴阳气血在全身布局是三维立体的，加上气机升降出入复杂，不一定寸部有气点气团就只说明上焦有问题、关部只说明中焦胆脾胃有问题、下焦只说明肝肾盆腔与阳明大肠下肢有问题。有时候，下病会呈现在上位的脉象中，上病会呈现在下位的脉象中。医者需要四诊合参，多方参看。

〔知识小版块〕

营气、卫气

卫气，属于阳气的一种，如同保卫于人体最外层的樊篱，所以称"卫气"。营气，存在于血液里的，所以它和阴血一块在经脉里运行；卫气是阳气的一种，所以它便循行于经脉的外边。营气与卫气均产生于脾胃，营气具有化生阴血，营养全身的作用；卫气具有保卫体表的功能。脾贮藏营气，意念依附营气。脾气虚，会使四肢运用不灵，五脏不能调和；脾气壅实，会使腹部胀满，大小便不利。

3. 阴阳

根据《黄帝内经》，阴阳是天地间的普遍规律，是万事万物的起源，是万事万物的纲领，是生灭的根本。治病的关键是治本而不是治标，要治本就得从阴阳里寻找治疗的方法。

清阳之气，积聚而上升，成为天；浊阴之气，凝聚而下降，成为地。阳主动，阴主静；阳是发动之力，阴是生长之力；阳主杀伐，阴主闭藏。阳能化生出力量，阴能构建成形体。寒到极点会转而生热，热到极点会转而生寒。寒气凝聚，产生浊阴；热气升腾，产生清阳。在人体之中：清阳之气在下，如果得不到上升，就会飧泄（食物消化不完整，大便泄泻清稀）；浊阴之气在上，如果得不到下降，就会胀满（胃的内部因为压力胀满气而扩大）。因为阴阳按照规律运行的情况不同，疾病有顺证，也有逆证。

在自然界中：清阳之气上升为天，浊阴之气下降为地；地气上升就成了云，天气下降就变成了雨。雨虽然是从降下来的，却是地气升腾所化；云虽然是由地气升腾而来，却依靠天气才能蒸散发。这些都是阴阳相互转化的结果。人体中的道理也是一样：清阳之气从上窍呼出，浊阴从下窍释放；清阳发散于腠理（肌肉、皮肤），浊阴注入于五脏；清阳让四肢充实，浊阴让六腑相安。

水属阴，火属阳。阳是无形的气，阴是有形的味。饮食五味进入胃腑，胃腐熟食物，蒸化出水谷中的清气。水谷所化的清气进入五脏，和五脏中的精气结合，化生成营养物质。五脏之精依赖水谷的清气来补养，人的形体以赖饮食五味来补给。饮食生化成精，精化生为气来充养形体。饮食没有规律，会伤害身体；阳

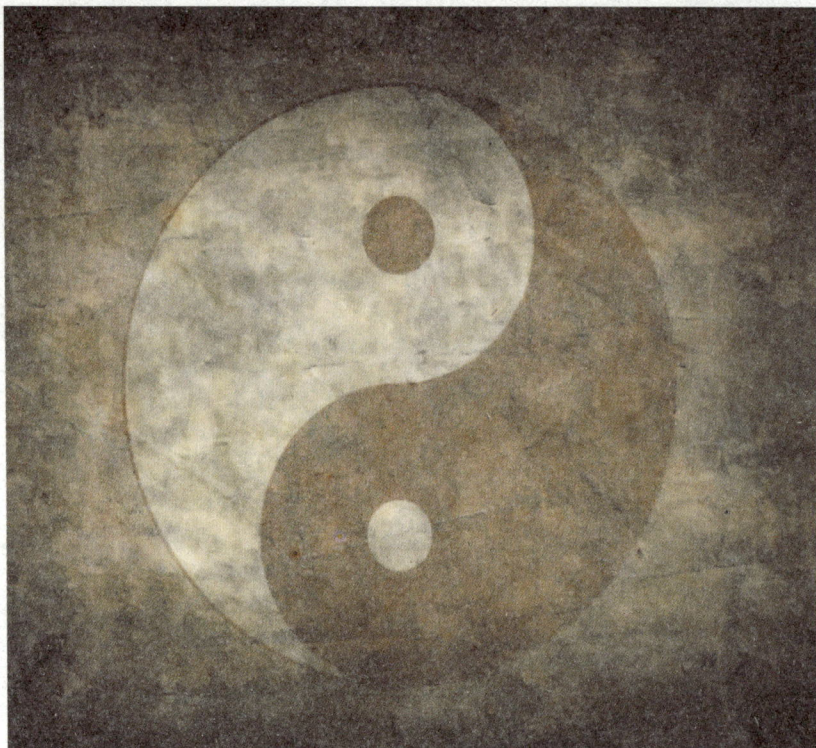

阴阳太极

气偏盛，会耗伤阴精。精血充足，能够化生为气，五味太过也会伤气。

味属阴，因此趋向下窍；气属阳，因此趋向上窍。五味之中，味厚的属纯阴，味薄的属阴中之阳；气厚的属纯阳，气薄的属阳中之阴。味厚的，有泄下的作用；味薄的，有疏通的作用。气薄的，可以向外发泄邪气；气厚的，可以助阳发热。亢阳（盛极之阳气）能侵蚀元气，使元气耗散、衰弱；微阳可以煦养元气，能使元气增强、旺盛。

如果阴气偏胜，阳气就会受病；如果阳气偏胜，阴气也会受病。阳气偏胜会生热，阴气偏胜会生寒。寒到极点会出现热象，热到极点又会出现寒象。寒邪会伤害人的形体，形体受伤就会肿胀；热邪会损伤人的真气，真气受伤就会疼痛。先疼后肿的，是先伤到真气，而后影响到形体的原因；先肿后痛的，是先伤到形体，而影响到真气的结果。风邪太过，会痉挛动摇；热邪太过，会肌肉红肿；燥邪太过，会津液干涸；寒邪太过，会浮肿；湿邪太过，会泄泻。

自然界有春夏秋冬四时，四时推移、五行变化，形成生长、收藏（或闭藏）的规律，产生寒、暑、燥、湿、风等气候。人有五脏，五脏能够化生五气，产生喜、怒、悲、忧、恐五种情志。寒暑外侵，会伤害人的形体；过喜、过怒，会伤到人体内的气——大怒伤阴气，大喜伤阳气。假如逆气上冲，血脉阻塞，神气浮越，甚至会离形体而去。喜怒没有节制，不避寒暑，生命就无法健康、稳固。因为阴气过盛会转化为阳、阳气过盛也会转变为阴，所以：冬天感受的寒气过多，春天就容易生热病；春天感受的风气过多，夏天就容易飧泄；夏天感受的暑气过多，秋天就容易发生疟疾；秋天感受的湿气过多，冬天就容易发生咳嗽。

阴阳是相互作用的：阴在内，有阳在外护卫它；阳在外，有阴在内辅助它。阳气太过，身体会发热，腠理（肌肉、皮肤，这里指毛孔）紧闭，呼吸困难而急促，身体俯仰摆动，手脚厥冷，汗出不来还发热，牙齿就会干燥，心里也感到烦闷，如果腹部再有胀满的现象就是死证；患者能忍受冬天，但忍受不了夏天。阴气太过，身体会恶寒、出汗，身上时常感觉到冷，甚或时常打寒战。寒重则手足厥冷，如果腹部再有胀满的现象就是死证；患者能忍受夏天，但忍受不了冬天。这是阴阳偏胜引发的症状。

⋯⋯⋯⋯⋯

从上文可以看出，各种各样的疾病，无不是阴阳失调造成的。只有调节体内的阴阳，让它们处于平稳的动态平衡，气血才能正常运行，身体才能健康。

在诊脉的时候，我们可以通过脉象的阴阳来判断身体阴阳失序的情况。按阴阳属性，一般可以把脉象分为阳脉、阴脉和阴阳兼性脉三类。比如：浮、洪、大、滑、数、长、牢、动、疾，属于阳脉；沉、小、细、微、迟、缓、涩、弱、伏、弦、紧、结、代，属于阴脉；濡、散、革、实、虚、促，属于阴阳兼性脉。这种分法是粗略的，但可以结合临床的具体情况，为诊断提供一条思路和线索。至于脉象阴阳的具体分析与判断，我们放到下一节中详细解说。

立夏

第二章　脉象

　　脉象的构成要素可以总结为脉力、脉率、脉势、脉律、脉体、脉形、脉位、脉阻、充盈度和胃神根，其中，脉力、脉率、脉势、脉阻、脉位和胃神根，都是脉气活动的表现方面。这些要素的不同状态，以及要素之间的组合，形成了许多不同种类的脉象，《黄帝内经》中提到的有数十种，晋代医家王叔和在《脉经》中始正式提出的有 24 种。人体的病势复杂多变，脉象会变得更加复杂，很多时候我们无法一一列举归类，但可以根据脉位、脉势、脉形等包含的意义，四诊合参，来推断病因。

第一节　脉象的主要内容

1. 脉象

脉象按浮、沉、滑、涩等分类，更多是为了便于识别和描述。但一个人的脉象，反映的是体内脉气、脉质的整体情况，通常不会只出现某种单一的脉象，而是由一种至多种脉象组成起来的。大体而言，脉由浮、沉、滑、涩、大、小为纲，与迟、数、虚、实为纬，互相穿插，相互包含。

关于脉象的阴阳属性，可以把单一脉象和多种脉象相杂的融合脉象分开理解，单一脉象的好理解一些，融合脉象的复杂一些，理解起来稍微困难一些。

古籍《脉经》

单一脉象的阴阳属性，如：

濡脉，浮而无力，稍加压则脉道微空，是阳性较弱又略呈阳气浮动之阳兼阴脉；

洪脉，来盛去衰（浮大滑盛而数），阳性甚强，为阳位阳脉；

弱脉，沉而软弱，阳性较弱，为阴位阳气较弱之象；

微脉，沉细微弱难显，阳性甚弱，为阴位阳气甚弱之象；

实脉，浮、中、沉皆大长，有力而微弦略滞，阳性甚重，但气机略沉滞或较结滞，为阳盛兼略阴或较阴之脉；

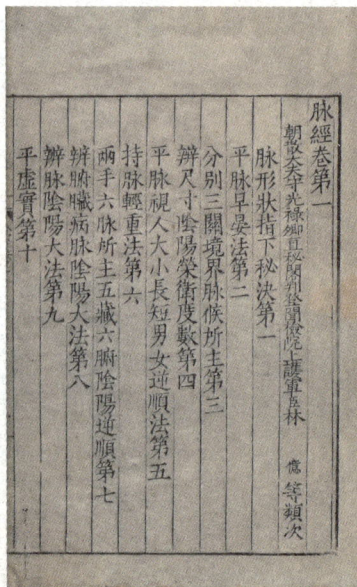

....

融合脉象的阴阳属性，如：

二阳脉，浮数、浮洪、浮大、浮长、洪数、滑数……为阳动较强之脉；

三阳脉，浮洪数、浮滑数、滑大数……为阳动甚重之脉；

二阴脉，沉细、沉迟、沉涩、沉结、细涩、细弦、弦伏……为阴敛或阳衰之象，阴性较重；

三阴脉，沉细迟、沉细涩、细弦结、细弦涩……为阴敛或阳衰，阴性甚重之脉；

一阳一阴脉，浮紧、浮弦、弦滑、细滑、濡数、濡滑、沉数、沉滑……为阳略动而阴略敛的阴阳兼性脉；

一阳二阴脉，浮细迟、细弦数、浮弦涩、沉涩数……为阳性略重、阴性较重之阴阳兼性脉；

一阳三阴脉，浮细弦迟、浮细弦涩、沉弦涩数……为阴敛甚重而阳动略作之阴阳兼性脉；

一阴二阳脉，沉滑数、细滑数、弦滑数、浮弦数……为阳动较重，阴敛略显之阴阳兼性脉；

一阴三阳脉，滑大数结、弦劲滑数、浮弦滑数……为阳动甚而阴敛略作之阴阳兼性脉；

二阳二阴脉，浮细弦数、沉细滑数、弦结亢数……为阳动阴敛均较重之阴阳兼性脉；

....

在分脉象的阴阳属性的时候不能教条化，应该融合时空因素和气血动乱之机深入探查细节，了解脉象的本质。比如：革脉浮坚而空，坚由空生，是阴血亏损所致的阳刚之象，它的浮象是阴血亏损而不制阳动引发的，所以革脉的重点在脉象空，因空才生浮坚之象，所以革脉阴阳兼性，但阴性为本、阳性为标，判断病机为阴血亏虚为本、阳气刚急为标。

因为阴阳不同，脉象可能呈现郁亢的脉象，脉体扩张和回缩的时候幅度受限，因为有一股力量在抵抗脉道的舒张和收缩，指下会有一种脉道运动郁束的感受。脉呈郁象，必定是气机受到郁束，一般是寒、热、痰、瘀、毒等内外病邪造成的，是气郁失畅的反映，容易与弦、紧、满、涩、实、迟、缓等脉一起出现，也会和细、沉、滑、数甚至浮一起出现，进而出现郁细、沉郁、郁滑、郁数、浮郁等脉象。

亢象的出现，一般与火旺热盛有关，如肝阳上亢、肺胃气盛等，多伴滑数、弦数、洪滑等脉出现。亢阳之气容易耗伤阴津，久病可见虚象，也就是在亢中存在空虚少力的感觉，这种虚亢的脉象反映在虚实并见的病机之中。如果在诊脉的时候，指压逐渐加大，会明显感到脉道内的抵抗力，而且脉体较为坚实就是劲亢之象。劲亢脉气有力，为阳旺过盛，其脉体、外质多较坚厚，表示痰瘀结滞、气机内郁，有痰瘀结滞或邪毒结滞的情况。

有的脉象边线比较含糊，并很不清晰，说明脉体松弛。这种情况常常出现在滑、满并见的脉象中，凡脉象糊滑、糊满，必痰浊或湿浊内盛，且糊软的脉象和气虚生湿蕴痰有关。

2. 脉势——脉气与脉质

脉势，指脉动的张缩升降状态。浮、洪、大脉皆脉道扩张上浮，而细、微、牢、伏皆脉道下沉，弦、紧脉脉势呈向心性收缩。脉势既反映在某一位点的表现，也反映为三部九候脉动的综合动势。

脉势，指脉气与脉质在三部九候内浮沉张缩的活动态势，反映身气机流动的立体态势。脉气与脉质，为脉中之阴阳——脉气为阳，脉质为阴，有许多相生相制的变化。正常的脉势，脉气和脉质是足而不实、虚而不亏的，处于一种平衡、中和的状态。

脉气，是先天"肾气"、后天"胃气"，结合营气、卫气，互相作用之后形成的气机活动，是脉搏搏动不休的主要原因。"气"属阳，"脉"属阴，脉气行于脉内，显然不再是单纯的"阳气"了，但脉气能反映脉质在三部九候内的运动情况，是人体气机活动的缩影。脉力、脉率、脉势、脉律、脉阻、脉位和胃神根，是脉气的气机活动的变化形式，与脉力共同形成脉气的变化。正常的脉气，脉力柔盛，脉律规则，脉率适度，脉动滑利适中，脉势脉位随体况、季节等变动而适度变化，不太过也不迟钝，如冬偏沉、夏偏浮大、春秋稍弦滑。脉中要含胃神根，也就是要有中（冲）和之气。若非如此，就是不平衡，属于病脉。比如：脉力强，表示气机运动旺盛；脉力弱，表示气机运动衰弱；脉力冲和、不亢不卑，表示气机运动不衰不张，有力但调控健全；脉动速度快，表示脉气兴奋；脉动阻力小，说明气动畅利，反之为痹滞不顺；脉气上浮、扩张、高大，表示气机浮动、张扬；脉气收束、下沉，表示气机受抑、不振；人在激怒之下会面红耳赤、在恐惧之下会面苍肢厥……这些都是气机顺逆与否的结果。

脉质，包含脉管内流动的物质（内质）、脉管的壁质部分（外质），反映人体内的阴血津液等充盈饱满或亏虚不足的情况，以及水湿、痰饮、瘀血、积滞等有形病邪的情况。正常的脉质：壁质柔软，弹性良好；管内物质充盈滑利而不实，有质感，但不稠浊，也不单薄；脉形微曲不直。病脉脉质，有太过与不足。如果脉体满盈，稍加指压，脉的边缘圆厚而钝，没有线性指感，说明脉道内

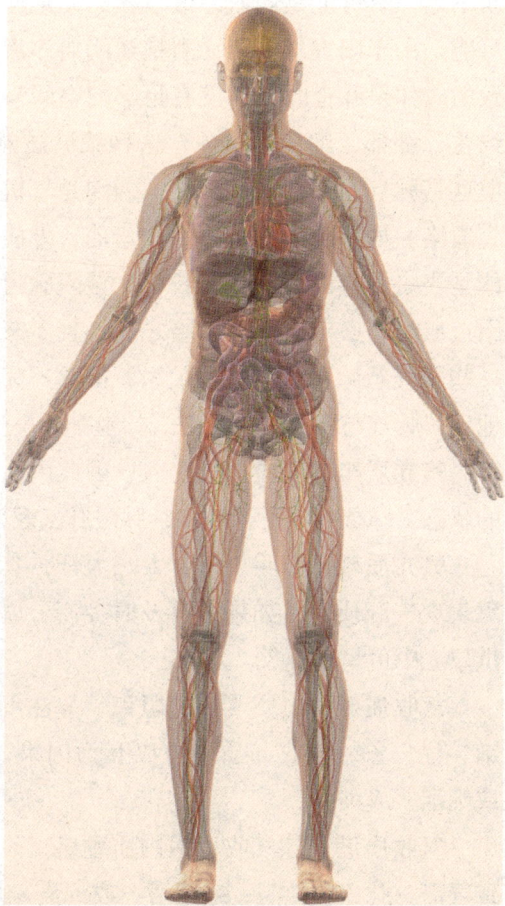

人体血脉图

充盈程度高；如果脉体不足，指下轻薄，缺少质感，其力软弱，必定气血两虚；如果脉质呈稠满、满浊感，必然是痰湿、瘀浊积滞之象；如果脉道在一定的指压下扁而中空，必定阴血津液不足；如果脉象细微，也是内质失充，阴血津液不足的表现。在诊脉的时候，要观察脉的内质情况（稠浊度、充盈度），和外质情况（脉道的曲直坚柔、厚薄、弹性等状态）。比如革脉，它的特质就是外质坚而内质空虚。

在分析脉象的时候，要兼顾脉气与脉质。并且，相同或相近的脉气、脉质的病变，可能形成同性但多样的脉象。诊脉的时候，脉质不足，有可能是阴血津液亏损，无足够的内质充盈导致的，也有可能是由于阳虚气弱，无力推送阴血津液，使寸口之脉内质失充导致的。如果脉道收束，没有足够的空间来容纳阴血津液，就会呈现细弦、细郁、细伏类脉象，这种细脉虽然也反映内质不足的现象，但这是脉气收束造成的，根本病因是气机郁滞，治疗的时候应该理气通络。如果脉道像蚯蚓一样弯曲，外质（壁质）坚厚不柔，有可能是痰瘀内盛的时间比较长了，侵阻脉道，以及脉气失匀这两个原因造成的，必定有痰瘀阻络之变，且多兼心肝阳亢。下面我们总结一些脉气与脉质可能呈现关系，虽然不完备，但可以帮助我们简单地理解脉气与脉质的呈现方式，及其所反映的病理病机：

气亢质丰　气血大量注入，因此内质丰盛，是脉中气与质互生的状态。脉象或浮滑，或洪，脉之脉气旺盛升浮有力。

气亢质耗　阳明气蒸，大热大汗，其脉洪大。最开始的时候脉象表现气旺质平，如果没有及时控制，就容易耗气伤阴。脉象会在洪象之中可呈现虚象。

气收质少　内质受气之阻束，灌注不足，脉气内收而窄细，呈细、涩之象，气收与质少可以互为因果，互成先后。脉象或沉细，或细涩，或细弦。

气收质满　脉气收束但内质壅盛，是气滞而致血壅，或血壅而致气滞。脉象或弦满，或细滑，或沉满，是一种气与质双异的脉象。

气虚质少　气质两失，气不足则无力振作脉动，内质失充则脉形细窄，是气血、阴阳两虚之象。脉象或沉细无力，或微细弱。

气亢质少 脉象表现为芤、革脉的，内质不足之脉，同时导致脉气张浮失柔，一般是急性失血或阴精久耗造成的。脉象表现为细数脉的，为阴虚火旺之象。

气涩质少 脉象表现为沉细带郁无力、细弦、细涩、细结、细伏等。脉气收束，艰涩不利，会有沉、郁、伏、弦、结的状态；内质少，则脉象收细。

气亢质（邪）结 脉象表现为刚劲、弦劲、弦满而劲、细弦劲数等。脉象强劲有余、脉体失柔的，多为阳郁气亢、痰瘀结滞之象。

气亢质壅 脉气刚亢兼郁束，内质满浊壅塞滞结，则脉象弦、劲、数，脉力强大又内收。

气亢质满 实热实邪，则呈现牢、实之脉。

3. 脉位

脉位，指左右手、寸关尺、浮中沉，是脉气活动形成的脉势的变化空间，也是人体气机活动三维空间的信息缩影。可以根据脉气脉质在不同脉位的情况，分析气机在人体内的空间动向。所以，脉象与脉位传递的信息，是分析断诊的重点。

寸、关、尺，分别主上焦、中焦、下焦。上焦，包括颅、颈、项背、上肢、上胸、心肺；中焦，包括下胸、脘胁、膈、脐、肝、胆、脾、胃、小肠；下焦，包括脾胃、肝胆、肾、大肠、膀胱、盆腔、腰腿。脉在浮位，对应上焦和体表；脉在中位，对应中焦和较浅的里层；脉之沉位，对应下焦和深层的里。脉的外侧，主表；脉的内侧，主里。这是根据诊脉的时候，脉气、脉质所反映的人体三维空间的变化方位来定的。比如：

脉象浮弦（紧）数，且寸部比关尺更浮，说明脉气趋向于表、趋向于上，但有闭束状态。如果患者受风寒外袭，出现外感症状，卫阳就会浮动于体表和上焦来抵抗寒邪，但又受寒凝而表闭的病证。如果患者通宵失眠，就会有肝郁气亢之象。脉象浮滑数，且寸部比关尺浮滑气大，说明脉气张动，上浮而趋向于外，如果有表证，就是受风热外袭而体阳亢张于外的表现，如果没有表证，必定是因为里阳过盛而又外张所致。如果脉象沉弦而数，说明脉气收缩下沉而兼兴奋，如果有表证，就是风寒外袭且寒凝较重，导致卫阳抑阻于内，为外感风寒之重症，如果无表证，就是肝郁气滞。

如果指力压到中位，脉气已经绵散不支，这是根气不足之象，可能是气虚外感的表现；反之。如果指力下压，在关尺部见细弦偏刚的脉象，说明外邪袭表，脉气上浮且趋向于外，而又有里气郁束，是素有肝郁气滞又兼外感六淫的脉象。

如果寸脉浮滑、关部居中而为郁滑、尺部沉而细弦，寸关尺整体呈上倾的趋势，其寸之浮滑表明脉气旺而升浮，关、尺依次显示脉气的沉郁，关脉之滑为阳性，阳性的沉郁显然表示中焦、下焦有郁热，尺部的沉细弦对应了关脉的脉气沉郁，这是里气不畅的又一个表现。总结来看，寸脉的浮滑只是中焦、下焦之热的部分上达，整个脉象反映的是热郁于下、里气不畅、郁火上扰的病机。

有时候，左右手、寸关尺、浮中沉之中，同一位点多脉相间，比如：同在寸部出现细弦的脉象，同在关部出现滑满的脉象；同在浮的寸关尺均洪滑，同在沉的寸关尺皆细数……有的则异位相兼，左右手、寸关尺、浮中沉之间不同脉位的脉都不同，如寸脉浮滑而关尺滑满，或浮位滑数而沉位郁数，或一手脉浮数而另一手脉弦数……这些都需要认真细致地探查。

像前文一样分析不同脉位上脉气、脉质的变化，就可以测知对应的三焦脏腑的气机变化情况。整体而言，有这样几个原则：①整体原则，左右手寸口三部九候，先逐点分析，最后综合形成总体结论，把三部九候看作人身气机在上下表里活动的信息窗口；②优势原则，优势脉位主导重点病机分析，三部九候的脉象在病机反映中的地位并不是完全均等的，有时重点病机反映在优势脉位上；③常以沉、尺位为重，就表里上下脉位的重要性而言，张锡纯以沉位和尺部的变化为重，许多时候沉位和尺部的脉气脉质变化也确实能反映较深重的病机根源；④重现原则，异常脉象在一次脉诊过程中的

出现有全程和间断两种形式，间断出现或间断出现次数较少的容易被忽略，但异常脉象的间断出现无论次数多少仍然是病气在脉象上的一种形式，反映病气尚不牢固，但已经存在。

一般，就脉位的阴阳而言，寸部、浮位出现的脉属阳，尺部、沉位出现的脉属阴，关部、中位出现的脉居中。如果关部、中位出现的脉的主要表现偏上或偏下，则属性也偏阳（脉位偏上）或偏阴（脉位偏下）。可见脉位的阴阳分类是判定脉象阴阳属性依据之一。

〔知识小版块〕

边 脉

在指压下，寸口脉两侧边缘的脉象，称为边脉。边脉通常上下两侧一致，如果寸、关、尺一段或二段或全部边脉的一侧或两侧在形态力量上不一致，则需分析其意义。按照寸、关、尺不同位段的边脉分别对应上、中、下三焦的脏腑和躯体，即：内侧边脉寸段主心、肺、脑等变化，关段主肝、胆、脾、胃变化，尺段主肝、肾、盆腔、大肠、膀胱变化；外侧脉的寸段主头、颈、肩、上肢变化，关段主两胁及胸廓背部的变化，尺段主两胯、髋、腹股沟以及下肢的变化。边脉变化在临床上是客观可见的，一般：边脉微弱，为气虚血弱；边脉细弦，为气滞血瘀；边脉圆钝，为痰饮壅滞；等等。

4. 脉形

脉形，很显然，就是指脉的形状，通常可以总结为单峰形、双峰形、梭形、台阶形、倾斜形等。

单峰形

单峰形，是寸、关、尺某一部的脉峰向上高突，而他部较低沉的脉形。比较常见的，是寸关之间或关尺之间脉峰高突，而他部低沉的脉象。单峰形脉势，反映的是：向上峰突所对三焦、脏腑之气机显著旺动升浮，而低沉部位所对三焦、脏腑之气机低抑。其峰突指感滑盛清灵的，是无形气火所致；峰突指感满浊的，是痰热、痰火、湿热、湿火旺盛所致；指感浮而小坚的，是痰湿之毒邪或痰瘀过盛所致。

再按照脉峰浮凸和低抑的脉位，来确定内应三焦脏腑气动变化之位，向上的峰突是分析的重点。如果寸部峰突高浮，表示心、肺、颅、颈、肩等相关的气动；如果寸关之间高浮峰突，表示反映胸部和心、肺的相关之变；如果关部峰突，表示胸膈、肝、胆、胰、胃等中焦脏气的变化；如果关尺之间峰突，表示脐腹、小肠等脏气的变化；尺部峰突，表示反映大肠、膀胱、盆腔器官和腹股沟的相关气动；等等。

双峰形

双峰形，表现为关部或寸关之间或关尺之间脉气下沉为谷，而其两侧脉气浮突成峰，形成两峰夹一谷的脉形，也称为山谷形。双峰形脉势，说明向上浮突的两个峰突所对三焦脏腑之气机旺而浮升，下沉的谷底所对三焦脏腑之气机沉降收缩。脉位对应的三焦脏腑之位的分析方式和单峰形相同。

梭形

梭形脉，表现为关部或连带寸关间或连带关尺间脉气、脉质充盈壅盛，而寸、尺则较细小的脉形。梭形不同于单峰形，它以关部或其寸关之间或关尺之间脉管的充盈和扩大，而寸与尺部则郁束收细为特征，单峰形则是以某一脉位的脉搏高大、他部则低落为特征。因此，梭形表示所对部位脉气和脉质壅盛，即中焦或连带其上下部位痰浊、湿浊、痰火、湿火甚至浊毒旺盛，而上下焦则气机滞郁，故寸尺脉形郁束。

阶梯形

阶梯形，表现为寸关尺相邻的二部（或寸关，或关尺）上浮呈同一平面，形成台面，而另一部则沉下为底。台阶形与峰形的区别是指下浮突的部分，没有明显的峰突，而呈一种平面感，与另一下

沉部位之间的落差形成阶梯样的脉感。这种脉势，表明三焦上下的气动之变呈近邻的二部旺浮而另一部低沉。

斜形

斜形脉，以寸部浮沉作为上下的标志，有寸位沉、关位中、尺位浮之下坡式倾斜，也有寸位浮、关位中、尺位沉之上坡式倾斜，前者较少见，后者比较多见。斜形脉的高位脉为顶，最低位脉为底。下倾，说明脉气如肝胃壅热或阳明实结而气郁失达（上达、外达）等由顶部尺位浮亢上升逐渐向底部寸位收束、衰落；上倾，说明脉气由底部即尺之沉位逐渐向顶部寸位升浮，病机无论虚实都存在肝郁阳亢、风阳上逆、中虚生火、阴火上炎等气机的升逆。斜形脉的病机分析应从寸、关、尺分别对应上、中、下三焦的角度理解，下倾是气机上（焦）沉下（焦）浮的反映，上倾是气机活动上（焦）浮下（焦）沉的反映。

第二节　脉象的影响因素

　　影响脉象的因素有很多，比如脏腑强弱、季节时刻、年龄性别、情绪、身体动静、饮食、药物作用等。这些因素除性别外，其他都是临时的或阶段性的影响因素。在脉象分析中，应该对这些影响因素的作用和具体情况综合考虑，不能简单而论。

1. 脏腑与脉象

　　关于脏腑与脉象的关系，我们在前文已略有提及。

　　脏的作用，是藏精守内。腹气盛、脏气虚满，说话的声音就重浊，像从内室中发出来的一样，说明中气被湿邪阻滞，说话的声音低微，好半天才说下一句话，说明正气衰败了。如果病人不知收拾衣被、言语错乱、不分亲疏远近，说明精神错乱了。如果肠胃不能纳藏水谷，大便失禁，说明肾虚，不能固摄；如果小便失禁，说明膀胱不能闭藏。总之，假如五脏能够内守，病人就可以恢复健康，假如五脏失守，病人就会死亡。

　　腑的作用，是人体强健的基础。头是精明之府，如果脑袋下垂，眼胞内陷，说明精神要衰败了。背是胸之府，如果背弯曲而肩下垂，说明胸要坏了。腰是肾之府，如果腰部不能转动，说明肾气要衰竭了。膝是筋之府，如果屈伸困难，走路时曲背低头，说明筋要疲惫了。骨是髓之府，如果不能久立，行走动摇不定，说明骨要衰颓了。总之，腑能够由弱转强，就可以恢复生机，不然就会死亡。

　　五脏的正常脉象，都可以在浮、中、沉三候中观察出来。浮部可以诊察心和肺的情况，沉部可以诊察肾和肝的情况，浮与沉之间（也就是中部）可以诊察脾和胃的情况，但这是大体粗略地说的，进一步分析的时候还要进行推敲。正常情况下：心脉的浮，浮中显得大而散，指尖稍微着力便觉脉体粗大，再稍着力便觉脉冲体阔大软散；肺脉的浮，浮中显得涩而短，指尖稍微着力便觉脉冲的搏动中带有滞涩的感觉，再稍着力就有一种短促的感觉；肝脉在沉中出现，是脉形较长、张力较大的弦象；肾脉在沉中出现，是壮实兼软滑的脉象；脾和胃的脉象，以不快不慢、和缓为上。

古代医家认为："肾与命门，居两尺部。"左尺候肾，右尺候命门。也有医家按照自己的经验认为：命门部位原本就在两肾的中间，大体上虽然分左右，但命门元阳实际的盛衰变化，在左右两尺部都可以判断出来。

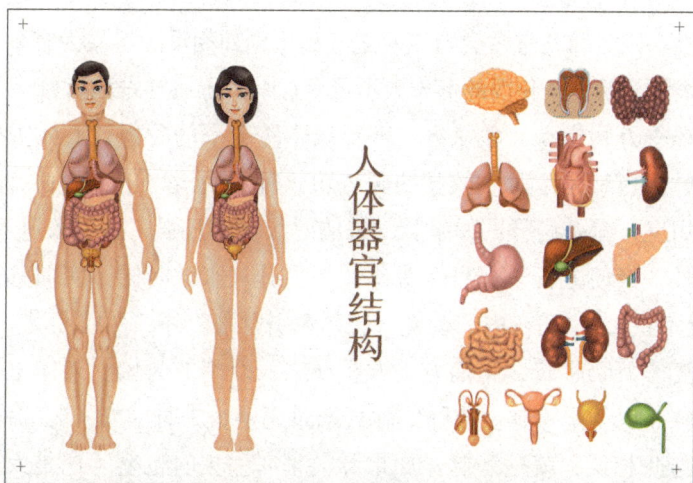

人体器官结构

按照《黄帝内经·五脏别论》篇：脑、髓、骨、脉、胆、女子胞感受地气而生，能像地之厚那样藏精血、盛载万物，它们的作用是藏精气以濡养机体而不外泄，因此称作"奇恒之腑"。胃、大肠、小肠、三焦、膀胱感受天气而生，它们的作用是像天一样健运不息，因此泻而不藏，它们受纳五脏浊气，因此叫作"传化之腑"。也就是说，它们受纳水谷浊气之后，不会长久地停留在体内，经过分化之后就把精华和糟粕分别输送或排出。五腑加上"魄门"，就是"六腑"，它们的功能都是不能让糟粕长久地留存在体内。

五脏，藏精而不泻，它虽然时常充满，但不像肠胃那样是由水谷来充实的。六腑要把食物消化、吸收后再排泻出去，所以虽然时常充实，但不像五脏那样是充满的。吃了食物之后，胃里虽然是饱的，但肠子却是空的；胃里的食物消化之后，肠中就会充实，但胃里又空了，因此说六腑的状态是"实而不满"。

2. 季节与脉象

根据《黄帝内经》，一般就是根据春、夏、秋、冬、内、外这六点，来探究四季病因的。不过，脉象的变化正常与否，关键在于一个"神"字，神能让脉向前不回，运转不息，倘若回而不运转，就失去了生机。四时脉气有时会与四时之气相反，如相反的形象为有余，这是邪气胜了精气；相反的形象为不足，这是由于血气先已消损。

春季万物生长，象东方，五行属木。春季的时候，人体主要呈现肝脉，也就是弦脉。弦脉的脉气弱软轻虚而滑、正直而长。春脉与此相反，就是病脉：如果脉气来的时候实而且强（这是太过），主病在外，会使人善忘、目眩头闷；如果脉气来的时候不实而且微弱（这是不及），主病在内，会使人胸部牵引背部疼痛，两胁胀满。

夏季万物生长，象南方，五行属火。夏季的时候，人体主要呈现心脉，也就是钩脉。钩脉的脉气来时充盛、去时反衰，犹如钩形。夏脉与此相反，就是病脉：如果脉气来时盛去时也盛（这是太过），主病在外，会使人发热、骨痛，发浸淫疮；如果脉气来时不盛，去时反而充盛（这是不及），主病在内，会使人心烦，在上部会引发咳唾，在下部会引发失气（人体过分损耗，津液不能运化，失于精气而全身衰弱，不能化生食物的精微，身体不能吸收营养）。

秋季万物收成，象西方，五行属金。秋季的时候，人体主要呈现肺脉，也就是浮脉。浮脉的脉气来时轻虚而且浮，来急去散。秋脉与此相反，就是病脉：如果脉气来时浮软而中央坚实、两旁虚空（这是太过），主病在外，会使人气逆，背部作痛，郁闷而不舒畅；如果脉气来时浮软而微（这是不及），主病在里，会使人喘促（呼吸气短）、咳嗽，在上部会引发气逆出血，在下的胸部能让人听到喘息的声音。

冬季万物闭藏，象北方，五行属水。冬季的时候，人体主要呈现肾脉，也就是营脉。营脉的脉气来时沉而濡润。冬脉与此相反，就是病脉：如果脉气来时如弹石击手（这是太过），主病在外，会使人身体倦怠，腹痛、气短，不愿说话；如果脉气脉象浮软（这是不及），主病在里，会使人的心像饥饿时一样感到虚悬，季胁下空软的部位会感到清冷，还会脊骨痛、小腹胀满、小便变色。

脾属土，是一个独尊之脏，它的功能是滋润四旁和其他脏腑。正常的脾脉是看不出来的，但病脉是能够看出来的。脾部的病脉：如果脉来就像水在流动（这是太过），主病在外，会使人四肢不能举动；如果脉来就像小鸟啄食（这是不及），主病在里，会使人九窍不通，身重而不自如。

四季的脉象除了弦、钩、浮、营之外，还要讲内外。比如：春脉上浮，就像鱼游水中一样；夏脉充于皮肤，浮泛，像万物一样充盛；秋脉微沉，似在肌肤之下，就像蛰虫将要入穴一样；冬脉沉在骨，就像蛰虫密藏于洞穴、人们深居室内一样。

为什么四季能影响人体的脉象呢？

世间万物之外，六合（四方上下）之内，天地的变化，阴阳的反应，比如春天的舒缓发展成为夏天的酷热、秋天的劲急发展成为冬天的严寒，脉象的往来上下和四时的变迁是相应的。四时的阴阳：

冬至一阳生，到四十五天，阳气微升，阴气微降；

夏至一阴生，到四十五天，阴气微升，阳气微降。

阴阳的升降，具有一定的时间性，也与脉象的变化相一致。如果脉象与四时不相应，从脉象里就可以知道哪一脏有问题，再根据脏气的盛衰，来推究出病人的死期。要体察这些微妙的信息，就必须从阴阳上下功夫。阴阳是借着五行产生的，它也有开端，它又是按照四时的变化规律产生的。所以，诊脉的时候，不要偏离四时规律，要把脉象和天地阴阳的变化联系起来。真正了解其中的诀窍，就可以预知人的死生了。比如：

东方属春，阳气上升而生风，风可以滋养木气，木气能生酸味，酸味能养肝，肝血又能养筋，筋又能养心。肝气上通于目，在人体为筋，在五脏为肝，在五色为青，在五音为角，在五声为呼，在人体的变动中为握，在七窍为目，在五味为酸，在情志为怒。怒能伤肝，但悲伤可以抑制怒；风气可以伤筋，但燥可以抑制风；过食酸味可以伤筋，但辛味又可以抑制酸味。

南方属夏，阳气大盛而生热，热可以生火，火气能生苦味，苦味能养心，心能生血，血能养脾。心气上通于舌，在人体为血脉，在五脏为心，在五色为赤，在五音为徵，在五声为笑，在人体的变动中为忧，在七窍为舌，在五味为苦，在情志为喜。过喜能伤心，但恐可以抑制喜；热能伤气，但寒可以抑制热；苦味能伤气，但咸味可以抑制苦味。

中央属长夏，蒸发而生湿，湿能使土气生长，土能产生甘味，甘味可以滋养脾气，脾气可以滋养肌肉，肌肉健壮就能使肺气充实。脾气通于口，在人体为肌肉，在五脏为脾，在五色为黄，在五音为宫，在五声为歌，在人体的变动为干哕，在七窍为口，在五味为甘，在情志为思。思虑可能伤脾，但怒可以抑制思虑；湿气能伤肌肉，但风气可以抑制湿气；过食甘味能伤肌肉，但酸味可以抑制甘味。

西方属秋，天气劲急而生燥，燥能使金气旺盛，金能产生辛味，辛味可以直通肺气，肺气可以滋养皮毛，皮毛润泽又可以滋生肾水。肺气通于鼻，人体为皮毛，在五脏为肺，在五色为白，在五音为商，在五声为哭，在人体的变动为咳，在七窍为鼻，在五味为辛，在情志为忧。忧能伤肺，但喜可以抑制忧；热能伤皮毛，但寒可以抑制热；辛味能伤皮毛，但苦味可以抑制辛味。

北方属冬，阴凝而生寒，寒气能使水气旺，水能产生咸味，咸味可以滋养肾气，肾气可以滋养骨髓，骨髓充实又可以养肝。肾气联通于耳，在人体为骨髓，在五脏为肾，在五色为黑，在五音为羽，在五声为呻吟，在人体的变动为战栗，在七窍为耳，在五味为咸，在情志为恐。恐能伤肾，但思可以抑制恐；寒能伤骨，但燥可以抑制寒；咸能伤骨，但甘味可以抑制咸。

要记住，在一年四季里，无论见到弦脉、洪脉、毛脉、石脉，只要都带有一种和缓的脉气，这就说明是身体健康。

五 行

五行，是水、火、木、金、土五种物质的总称。中国古代思想家把这五种物质作为构成万物的元素，以说明世界万物的起源和多样性的统一。战国时期，"五行"学说颇为流行，并出现"五行相生相胜"理论。"相生"意味着相互促进，如"木生火、火生土、土生金、金生水、水生木"等；"相胜"即"相克"，意味着互相排斥，如"水胜火、火胜金、金胜木、木胜土、土胜水"等。五行说具有朴素唯物论和自发的辩证法因素，后来虽然有些被思想家神秘化的倾向，但其合理因素对中国古代天文、历数、医学等的发展起了重要作用。

3. 各人脉不同——男子、女子、儿童、老人

正常人的一呼一吸，叫作一息。古人认为在一天一夜里，人一共呼吸一万三千五百息（这个数字与现在统计二万四千至二万六千息左右有出入），血液在经脉中流动，一呼一吸前进约六寸，在一天一夜里流动约八百一十丈。但一息脉来四至，基本上还是准确的。我们要判定病脉，首先要知道什么样的脉象是正常的脉象——也就是平脉。成年人的正常脉率一般为每分钟 72 次。但一个人的脉象是否正常，要看他的性别、年龄阶段、情绪状态，以及是否和目前的季节相应，还有五脏平脉、六经平脉、孕脉等的区别。不同年龄阶段，男女性别在脉动上各具特点，这是正常的，并不是病脉。仍要强调的是，所有正常的脉象中，胃、神、根是最重要的因素。

男子脉

男子以左手脉稍大为顺（左为阳，右为阴）。

男子阳气偏盛，应以寸脉盛尺脉弱为宜。

男性之脉稍弦滑盛，脉气与脉质通常盛于女子，脉力偏重，脉形较大，内质较充盈，外质较女子略厚实。

如果男子之脉和女子一样偏于柔滑，则有气血不足或先天不足之虑。

女子脉

女子以右手脉稍大为好。

女子阴血偏盛，应以尺脉盛寸脉弱为宜。

正常女性之脉柔滑较细，大多比男子的细软（不能简单当作气血不足处理，判断女性的气血足不足要在女性范围内进行对比）。

更年期妇女的脉容易转弦而失柔，脉气较盛数，这不是正常阳旺之变，而是肝郁火旺之象。

胎脉——左手寸部，往来流利、颇带滑象

寸脉属心，尺脉属肾，心主血脉，肾主藏精，精血调和，便能养胎。所以，女子如果营血旺盛，便容易受精；如果阳气偏旺而营血不足，便难以受孕。这是阴血偏虚便不能养精，阳气偏旺更足以伤精的缘故。

怀孕的脉象，一般在手少阴心经的脉搏（也就是左手寸脉）往来流利，颇带滑象，尺脉、关脉也流利而滑。胎成三个月之后，尺脉来更显得滑而疾数，稍加重按便略带软散，这是胎气初成，还没有壮实的征象。胎成五个月之后，胎气逐渐壮实起来，尺脉只是滑而疾数，便没有软散的现象了。

快临产的时候，脉象也有较大的变化。因为这种脉象和平时的脉象区别较大，所以这种脉叫作"离经"脉。而且，孕妇临产，已见"羊水"说明就快生产了，未见"羊水"说明生产还要稍待时刻。

生产之后，胎去血虚，但脉来犹见缓滑，是气血没有大伤的表现。如果脉来见实、大、弦、牢，甚至更出现风病、痉病种种症状时，是正气初虚、邪气又盛，正虚邪实，便是"逆"证。但这里的"逆"是相对脉来缓滑、没有病症的情况相对而言的，并不是危险的那种"逆"。

此外，古代医家认为，胎儿男女不同，孕妇的脉象和腹部的形状也有些区别。比如：男胎，左尺脉来多滑疾，腹部胀大似釜（锅）底，圆而尖凸；女胎，右尺脉来多滑疾，腹部胀大呈簸箕形，圆而稍平。不过前人虽然是这么说的，但现实并非完全如此，只能作为一种参考。

儿童脉象

幼儿和儿童的脉气快利、脉质单薄，不能用成年人的标准将其评价为气虚血少。幼儿和儿童的气虚血少之脉，必须在幼儿儿童的范围内进行比较才能判断。幼儿，乃稚阴稚阳之体，脉气、脉质都比成年人和儿童单薄，脉气较成年人和儿童动数。因此，幼儿脉气、脉质的盛衰，必须在幼儿范围内进行对比才能判断。

正常脉率，成年人每分钟 72 次，幼儿每分钟 120 次。如果孩子的脉率是每分钟 72 次，那就是过迟，为有病；如果成年人的脉率是每分钟 120 次，那就是过速，也为有病。总之，小儿脉的搏动比成年人快，用呼吸来定脉率的话：三至五岁以下，一呼一吸脉来七至便算正常，脉来八九至是为有热，脉来四五至是为有寒。

小儿的脉，不如大人复杂，只须分辨出强、弱、缓、急就行了。强为实，弱为虚，缓为正，急为邪，这是小儿脉诊的大纲。不过，婴儿因为脉气、脉质稚嫩柔弱，有寒侵实证的时候，绝对不会有紧脉和典型的弦脉出现，但在数急之中略有细直之象；脉气虽然弱滑，但已经可以判断有寒凝气闭之变了。较大一些的幼儿，会出现稍弦之脉。婴儿内热，脉滑数急，较大一些的幼儿的内热则以滑数而脉位不浮为特点。也就是说，不同月龄的幼儿，同一种病机的脉象表现也是有差别的。诊察小儿疾病，除了切脉以外，还应观察小儿的面色，比如：

面色	主病
青白色	主阴邪；黄赤色，主阳热。
青色	主风、主肝邪、主脾胃虚寒、主心腹疼痛、主暴惊、主惊风。
白色	主气虚、气脱、主脾肺不足、主寒泻、主慢惊。
赤色	主火、主痰热、主急惊、主闭结、主伤寒热证。

第二章 脉象

面色	主病
黑色	主水湿、主阴寒、主厥逆、主痛极。
黄色	主积聚、主蓄血、主脾病胀满。
两颧鲜红，时显时隐	虚阳外越，为阴虚，不同于实热证

另外，还可以诊察婴儿"虎口"的脉纹，叫"虎口"脉纹法。大拇指和食指的交叉处叫"虎口"，诊"虎口"的实质就是看食指的脉纹的颜色。食指第一节为"风关"，第二节为"气关"，第三节为"命关"。紫色为热，红色为寒，青色为风，白色为疳，黑色为中恶，黄色为脾胃病；指纹见于"风关"病轻，见于"气关"则稍重，见于"命关"为严重。

老人脉象

老年人阴液枯竭，制阳之力比较差，脉多呈盛象，大多浮亢、弦滑、脉幅高大。看似脉气似乎旺盛，但知阳者知阴——阳盛之下阴精衰。年纪大，一般会为阳亢日久之体，往往在弦数之中具有不同程度的大、亢、滑、浮的脉象。如果脉幅高大、来盛去衰的洪象，这种洪象并不是简单的阳明气热，而是肝胃郁亢日久、气阴两伤，导致脉动失去控制，浮张方向过度运动的结果。如果脉壁（外质）趋坚，脉幅上下升降之际，有内力发弱的感觉，说明年高精衰、根气不足的问题已经显露。如果老衰之体脉盛而底气刚，为孤阳无阴之脉，其寿已不持久。

〔知识小版块〕

幼儿之"疳"，大人之"劳"

疳，大多是饮食减少、气血虚衰的小胃肠病的总称。习惯上，这种病在十五岁以上的患者身上发生叫作"劳"，十五岁及其以下的患者身上发生便称为"疳"。

第三节　27 种脉象

关于脉象的类别，清代医家林之翰在《四诊抉微》中提出"浮沉迟数滑涩大缓为经，虚实为纬"的十纲脉主张。浮类，浮、濡、散、革、芤、洪；沉类，沉、细、弱、微、伏、牢；滑类，滑、洪、虚；涩类，涩、结、代、促、缓；大类，大、洪、实；小类，小、细、微；迟类，迟、缓、实；数类，数、疾、促、动；虚类，虚、濡、弱、小、细、微、散、芤、短；实类，实、牢、弦、紧、长、大、滑、洪。

但这种简单的分类，仍旧很难让我们熟练地掌握各个脉象的特性和本质。所以，接下来我们引用明代李时珍《濒湖脉学》中整理的 27 种脉象，并对其做一定的注解，方便读者朋友们理解和记忆。

1. 相对的脉象（16 种）

浮、沉

浮

浮　脉

浮脉，举之有余，按之不足。

如微风吹鸟背上毛，厌厌聂聂（舒服、轻微）；

如循榆荚（榆钱），如水漂木，如捻葱叶。

注解　轻取为举，重按为按。诊察浮脉：手指轻轻按上就觉得搏动有力；稍微重按，就又显得没有力量了。轻按浮脉的时候，就像微风吹动鸟背上的毛羽，舒缓而轻微地搏动着，像摸着轻柔和软的榆钱一样，还如同木块浮在水面那样的轻浮，又像按在葱管上一样，表面似乎有劲，里面却是虚软的。

体状诗

浮脉惟从肉上行，如循榆荚似毛轻。

三秋得令知无恙，久病逢之却可惊。

注解 诊察浮脉：在肌肉的浅层就能感受到它的搏动，很像轻轻地摩着柔软的榆钱和舒缓的毛羽。这种脉在秋天出现，是身体健康的表现；假如久病出现这种脉，就要引起警惕，看看是否为阳气虚浮不能内守导致的了。

相类诗

浮如木在水中浮，浮大中空乃是芤。

拍拍而浮是洪脉，来时虽盛去悠悠。

浮脉轻平似捻葱，虚来迟大豁然空。

浮而柔细方为濡，散似杨花无定踪。

注解 正常的"浮"脉，就像木块漂浮在水面，轻缓地飘动着。如果浮而显大，稍微重按却中间空虚，这种脉就是"芤"脉；如果脉浮而啪啪地搏动有力，这种脉就是"洪"脉。"洪"脉触手，从尺脉来的时候虽然感觉有劲，但当它去的时候却又慢慢地减弱了。正常的"浮"脉比较轻缓平和，触之像捻葱管一样，劲儿不是很大。如果脉浮而搏动迟缓，虽觉稍大却空豁无力，这种脉就是"虚"脉；如果脉浮柔弱而细小，这种脉就是"濡"脉；至于脉来漫无根蒂，去来不明，就像飞散无定的杨花一样，那就是"散"脉了。

主病诗

浮脉为阳表病居，迟风数热紧寒拘。

浮而有力多风热，无力而浮是血虚。

注解 浮脉是人体阳气充奋的表现，常见于外感而病在体表的情况。但它往往不是单一地出现的，"浮"而兼"迟"或"浮"而兼"紧"，这种情况多为风寒；"浮"而兼"数"，多是感染风热了。风热病的浮脉，常常浮而有力；如果脉虽浮而搏动无力，就属于血虚的里证了。

寸浮头痛眩生风，或有风痰聚在胸。

关上脾虚肝气旺，尺中溲便不流通。

注解 寸、关、尺三部，可以诊察上、中、下三焦的病变。因此风邪在上而见头痛、目眩，或风热痰浊聚积在胸膈上焦的疾病，寸部多见浮脉；脾气虚弱、肝气旺盛等中焦疾病，关部多见浮脉；大小便不通利等下焦的疾病，尺部多见浮脉。

▶ 按语

浮脉是出现在肌肉上层的脉象，手指不需要用力就可以摸到，这就是"从肉上行""举之有余"的意思。至于"如捻葱叶"，说的只是浮脉"轻平"的样子，并不是形容脉的空虚，这里不要和"芤"脉混合了。具体诊察的时候，浮脉主要是从有力和无力来分辨：有力，多是风、寒、痰、热等病邪的表现；无力，多是气血虚损的表现。

041

沉

沉 脉

重手按至筋骨乃得。

如绵裹砂，内刚外柔；如石投水，必极其底。

注解 诊察沉脉：必须加重手指的力量，一直按到筋骨之间才能感受到它的搏动。沉脉的脉象，就像棉絮裹砂，外表好像柔和，但里面却刚劲有力。因为沉脉出现的部位比较深，就像投入水里的石子一样，必须摸到水底才摸得到。

体状诗

水行润下脉来沉，筋骨之间软滑匀。

女子寸兮男子尺，四时如此号为平。

注解 水的本性总为湿润而下行，沉脉也和水一样性质是向下走的，总是出现于肌肉深处、筋骨之间。沉脉搏动的时候，以软滑均匀为常。无论是在女子的寸部还是男子的尺部，只要一年四季的搏动都是这样的，便是正常平和的脉象。男子以阳为主，寸脉属阳，通常比尺脉旺；女子以阴为主，尺脉属阴，通常比寸脉旺。所以，男子的尺脉多沉，女子的寸脉多沉。

相类诗

沉帮筋骨自调匀，伏则推筋着骨寻；

沉细如绵真弱脉，弦长实大是牢形。

注解 一般的沉脉，都是靠近筋骨之间，软滑而均匀地跳动。如果比一般的沉脉还要深，手指必须用力地推移筋骨才能摸到，这种脉就是"伏"脉；如果脉沉而细软如绵，这种脉就是"弱"脉；如果脉沉而弦大有力，这种脉就是"牢"脉。

主病诗

沉潜水蓄阴经病，数热迟寒滑有痰；

无力而沉虚与气，沉而有力积并寒。

注解 阴经水气盛，甚至水饮储留的病变，多见沉的脉象。假使脉沉而数，为内有热邪；脉沉而迟，为内有寒邪；脉沉而滑，为内有痰饮；脉沉而无力，为阳虚气陷；脉沉而有力，为积滞、寒凝。

分部诗

寸沉痰郁水停胸，关主中寒痛不通。

尺部浊遗并泻痢，肾虚腰及下元痌（疼痛）。

注解 沉脉分别在寸、关、尺三部出现的话，也各自代表不同的病。寸脉沉，多见于胸膈间的痰郁、水停诸症。关部脉沉，多见于中焦寒凝不通引起的疼痛诸症。尺部脉沉，常见于白浊、遗尿、泄泻、痢疾，和下焦元阳亏损的肾虚腰痛等症。

沉脉和浮脉相反，指力太小是摸不到的。沉而软滑均匀，就是正常的。在辨别沉脉的时候，主要是从有力无力来分虚实的：沉而有力，多属实证，如寒凝、气滞、积聚、水饮等；沉而无力，多属虚证，如阳虚、气少等。

迟、数

迟

迟　脉

一息三至，去来极慢。

注解　一呼一吸，为一息。在一息之内，脉的搏动仅有三次的，说明脉搏的起落过程非常缓慢，这种脉就是"迟"脉。

体状诗

迟来一息至惟三，阳不胜阴气血寒。
但把浮沉分表里，消阴须益火之源。

注解　迟脉在一呼一吸之间只搏动三次。搏动这样迟缓，或者是因为阳气衰弱，敌不过阴寒的邪气，或者是因为气血不足引起虚寒病变所致。同是迟脉，还要从浮、沉两个方面来进行分析：脉浮而迟，是寒邪在表的表现；脉沉而迟，是寒邪在里的表现。想消除这种阳虚阴盛的病变，让阳气旺盛起来才是根本，这就是"益火之源"的意思。

相类诗

脉来三至号为迟，小快于迟作缓持（看待）。
迟细而难知是涩，浮而迟大以虚推。

注解　脉来一息三至，就是"迟"脉。如果比迟脉稍微快一些（一息四至），这就是"缓"脉。如果迟脉还显得细小无力，还带有一种滞涩而不流利的感觉，这种脉就是"涩"脉。如果迟脉显得浮大而软，就应该理解为"虚"脉了。所谓"浮大迟软，四合为虚"就是这个道理。

主病诗

迟司脏病或多痰，沉痼癥瘕仔细看。

有力而迟为冷痛，迟而无力定虚寒。

注解 出现迟脉，一般说明脏气方面发生了病变。比如脾阳虚、痰湿盛，就常常见到迟脉。如果是沉寒痼疾，癥瘕、积聚等，也会出现迟脉。通过仔细观察：如果迟而有力，多属于积寒疼痛的里寒实证；如果迟而无力，多属于阳气亏损的虚寒证。

分部诗

寸迟必是上焦寒，关主中寒痛不堪。

尺是肾虚腰脚重，溲便不禁疝牵丸。

注解 寸主上焦，如果是心胸这个位置凝滞寒邪，两寸就常常见到迟脉；关主中焦，如果是积冷伤脾，癥结、挛筋等寒痛症，两关就常常见到迟脉；尺主下焦，如果肾虚火衰，腰脚重痛，溲便不禁，睾丸疝痛等，两尺就常常见到迟脉。

❯ 按语

要辨别迟脉，关键在于脉搏的至数，"脉来三至号为迟"是非常明确的。大体而言，沉脉与迟脉的病变有些相似的地方，但沉脉主要的病变是阴邪内积或阳气被遏，因此在治疗上还有宜攻、宜散两种不同方法。迟脉主要是阳虚阴盛造成的，多数都适合温补，"消阴须益火之源"，就是一种温补阳气的方法。

数

数 脉

一息六至。脉流薄疾。

注解 一呼一吸，脉来六至，脉搏跳动极快，这就是"数"脉。

这是血脉流动急迫的缘故。

体状诗

数脉息间常六至，阴微阳盛必狂烦。

浮沉表里分虚实，唯有儿童作吉看。

注解 脉搏一呼一息之间跳动六次就是"数"脉。这是阳热亢盛、阴液亏损造成的。如果烦躁不安，神志不清，甚至发狂，就常常出现数脉。脉浮而数，多为表热；脉沉而数，多为里热；数而有力，多为实热；数而无力，多为虚热。所以，数脉一般都是热证的表现，只有儿童的脉搏因为比成年人快，一息六至刚好是正常的，不能把它看作病脉。

相类诗

数比平人多一至，紧来如索似弹绳。

数而时止名为促，数见关中动脉形。

注解 人正常时候的脉搏，一呼一吸四五至，再多加一至以上就是"数"脉了。掌握"数"脉，还应该和"紧""促""动"三种脉象进行区别。如果脉搏跳动来势紧急，好像绞转绳索，且左右弹动不已，但至数还不到显明的六至，就是"紧"脉；如果脉数而有歇止，就是"促"脉；如果脉数并且只出现在关部，就是"动"脉。

主病诗

数脉为阳热可知，只将心肾火来医。

实宜凉泻虚温补，肺病秋深却畏之。

注解 会出现数脉，主要是阳气亢进，火热太盛，灼烧阴液的缘故。既然火热有的属心，有的属肾，便更有虚实之分。实火脉来数大有力，虚火脉来细数无力；实火宜凉宜泻，虚火当补。另外，肺病伤阴之人，在秋季最忌见数脉。因肺气属秋，秋深天气干燥，对肺病伤阴之人而言是雪上加霜。假如再见数脉，说明火热内盛，灼烧肺阴，治疗起来就更加困难了。

分部诗

寸数咽喉口舌疮，吐红咳嗽肺生疡。

当关胃火并肝火，尺属滋阴降火汤。

注解 左寸脉数，说明上焦心火上炎，多半会咽喉肿痛、口舌生疮；右寸脉数，说明上焦肺中有燥热，多半会咳嗽吐血，肺中脓疡。左关脉数，多半是肝火上炎；右关脉数，多半是胃火内盛。如果两手尺脉都见数，是下焦火热灼烧，急需用"滋阴降火"一类的汤药来进行治疗，保护阴精。

▶ 按语

一息脉来六至是数脉，是阳热亢盛的脉象。但具体应用的时候，应该从浮、沉、虚、实四个方面来辨别。脉浮而数，多是热邪在表；脉沉而数，多是热邪在里。数而有力，属于热实证；数而无力，属于虚热证。数大而软，常常是阳虚；数小而细弱，常常是阴虚。

滑、涩

滑

滑　脉

往来前却（退），流利辗转，

替替（持续不断）然如珠之应指。

漉漉（如水流动）如欲脱。

注解 滑脉在搏动的时候，一往一来、一前一后，极其流利，有一种反复旋转、圆活自如的感觉。滑脉在搏动的时候流利而持续不断地旋转，就像一颗圆滑的珠子在指下转动，又略像水的流动，欲脱又一往无前地流动着。

体状相类诗

滑脉如珠替替然，往来流利却还前。

莫将滑数为同类，数脉唯看至数间。

注解　滑脉好比圆珠，一往一来、一前一后，持续不断、非常流利地搏动。在诊脉的时候，注意不要和滑脉、数脉混淆了，数脉只是至数增加了，而滑脉只是搏动流利而已。

主病诗

滑脉为阳元气衰，痰生百病食生灾。

上为吐逆下蓄血，女脉调时定有胎。

注解　滑脉原本是阳气有余的脉象，但也有元气衰少，无法摄持肝肾之火，导致血分有热而滑的脉象。而痰饮内盛、风痰上壅、饮食停滞等病，或者上逆而呕吐，或者下瘀而蓄血的疾病，也常常出现滑脉。只有女性月经停止又无病的滑脉，多为怀孕的脉象。

分部诗

寸滑膈痰生呕吐，吞酸舌强或咳嗽。

当关宿食肝脾热，渴痢瘰（瘹疝）淋看尺部。

注解　胸膈间痰饮内盛，心阳和肺气都无法下降，导致呕吐、吞酸、舌强、咳嗽等，常常会在寸部出现滑脉。肝热脾困、宿食不消的时候，关部也常常能见到滑脉。肾、膀胱、大小肠湿热下注，形成消渴、痢疾、瘹疝、淋病等的时候，尺部也常常能见到滑脉。

> ◆ **按语**
>
> 诊察滑脉：除了有"如珠圆活"的特点之外，指下往往搏动有力，一般属于阳气盛，稍有热的征象。"主病诗"中"滑脉为阳元气衰"就以"滑"为阳脉，但它又主元气衰，这是自相矛盾的。除了因为气虚不摄肝肾之火导致血热脉滑之外，元气衰的人是不会出现滑脉的。

涩

涩 脉

细而迟，往来难，短且散，或一止复来。

参伍（错综复杂）不调。

如轻刀刮竹。如雨沾沙。如病蚕食叶。

注解 涩脉细小而短，搏动的时候往来迟滞，极不流利，甚至会三五不匀。前人对涩脉有"轻刀刮竹"的描述，形容的是涩脉滞涩不前的样子；有"如雨沾沙"的描述，形容的是涩而不流的状态；有"病蚕食叶"的描述，形容的是涩脉迟缓艰涩的形象。

体状诗

细迟短涩往来难，散止依稀应指间。

如雨沾沙容易散，病蚕食叶慢而艰。

注解 脉象细小而短，往来搏动迟滞而不流利，就是"涩"脉。指腹感受它的时候，与"散"脉和"歇止"的脉很相似，但它既不是散漫无根的"散"脉，也不曾间歇而止，只是有点像"雨沾沙""病蚕食叶"的样子，极其迟慢而不流利。"容易散"说的是细雨沾着沙土，被吸收后容易分散的状态，是指脉气散漫不聚。

相类诗

参伍不调名曰涩，轻刀刮竹短而难。

微似秒（禾芒）芒微软甚，浮沉不别有无间。

注解 涩脉在搏动的时候是迟滞而三五不调匀的，还伴有"轻刀刮竹"的感觉，非常短涩，毫不爽利。而微脉和涩脉大不相同，微脉来的时候非常软弱，就像禾芒一样微细，不管是在浮部还是在沉部，都似有若无，摸不清楚。

主病诗

涩缘血少或伤精，反胃亡阳汗雨淋。

寒湿入营为血痹，女人非孕即无经。

注解 涩脉主要是因为营血虚少、精津阴液损伤造成的。因为严重反胃，以及大汗伤津亡阳之后，常常可以见到涩脉。有时候寒湿邪气入于营分，血行受阻，滞而难通，出现血痹一样的症状，也会出现涩脉。如果妇女有孕而见涩脉，说明血不足以养胎；如果没有

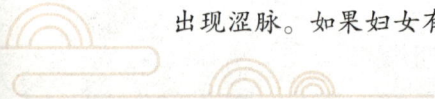

怀孕而见涩脉，说明精血枯竭，难以受孕。

分部诗

寸涩心虚痛对胸，胃虚胁胀察关中。

尺为精血俱伤后，肠结溲淋或下红。

注解 心血虚损并且胸部疼痛的，多在寸部出现涩脉。脾胃虚弱且两胁气滞胀满的，多在关部出现涩脉。下焦精血两伤并且肠结便秘、小便淋沥、肠风下血等，多在尺部出现涩脉。

❯❯ 按语

脉来细迟而不流利就是涩脉，是血虚精伤，无法濡润经脉的缘故。而"一止复来"是结脉的特征，涩脉是不会出现这种现象的。漫无根蒂的是散脉，涩脉和无根之脉也是不一样的。

虚、实

虚

虚 脉

虚脉，迟大而软，按之无力，隐指豁豁然空。

注解 虚脉来的时候浮大而软、搏动迟缓，稍微重按便全然无力，指下仅有一种隐隐蠕动、豁然空虚的感觉，这就是虚脉。

体状相类诗

举之迟大按之松，脉状无涯（边际）类谷空。

莫把芤虚为一例，芤来浮大似慈葱（小葱）。

注解 诊察虚脉：指腹轻按，觉得大而迟缓；稍微重按，更觉松软无力，甚至有一种极度空虚的感觉。虚脉和芤脉都有浮大的现象，但这两种脉象是不同的，不能混为一谈——虚脉愈重按愈显软弱，芤脉于浮大之中却有慈葱那样外实中空的感觉。

第二章 脉象

主病诗

脉虚身热为伤暑，自汗怔忡惊悸多。

发热阴虚须早治，养营益气莫踌躇。

注解 虚脉是正气亏损导致的。比如卫气不固的自汗症、心虚血少的怔忡症、心神虚怯的惊悸症，无一不是正气先亏而成，因此常常可以看到虚脉。外伤暑邪的身热，会因为元气先伤而见虚脉，所以应该益气来清暑；阴虚于内的发热，阴不足以养阳，只宜养阴来退热。总之，血虚则养营，气虚则益气，就不会出什么差错。

分部诗

血不营心寸口虚，关中腹胀食难舒。

骨蒸痿痹伤精血，却在神门两部居。

注解 心在上焦，血虚则心失所养，寸部多见虚脉。脾胃在中焦，气虚则不能运化，就会出现腹胀食滞等症，关部多见虚脉。两肾在下焦，精血亏损，就会出现骨蒸劳热、痿痹等症，则两手尺部多见虚脉。神门（尺脉的别名），与掌后锐骨之端的"神门"穴不同。

▶ 按语

辨别虚脉的时候，以虚大而软为要点。不管中取、重按，都会软弱无力。而虚，一般包括阴、阳、气、血几个方面。阴虚，则脉虚而数；阳虚，则脉虚而迟；气虚，则脉沉而虚；血虚，则脉浮而虚。这就是辨别虚脉的要领。

实

实 脉

浮沉皆得，脉大而长，应指愊愊然。

注解 实脉，浮部、沉部都会出现，脉来大而长，略带弦象。实脉在搏动的时候，指下颇有一种坚实的感觉。

体状诗

浮沉皆得大而长，应指无虚愊愊强。

热蕴三焦成壮火，通肠发汗始安康。

注解 实脉的形状，不管浮部轻取，还是沉部重按，都有大而长的感觉，而且坚实而强劲。因此，出现这种实脉，基本都是三焦蕴积邪热太甚导致的。如果热邪在表，可以用辛凉发汗来解热；如果热邪在里，可以用苦寒泻下来清热。邪去正安，就可以恢复健康了。

相类诗

实脉浮沉有力强，紧如弹索转无常。

须知牢脉帮筋骨，实大微弦更带长。

注解 实脉搏动的时候，浮部、沉部都强劲有力，但要和紧脉、牢脉区别开来。紧脉，脉来紧急，就像绞转绳索一样，好似频频左右弹动的感觉，实脉却没有这种情况。牢脉，也是实大微弦而长，但它只在沉部（筋骨之间）出现，却不像实脉那样在浮部也可以见到。

主病诗

实脉为阳火郁成，发狂谵语吐频频。

或如阳毒或伤食，大便不通或气疼。

注解 实脉，是阳热邪盛、郁积不散导致的，诊脉的时候如果还有发狂、谵语、呕吐、阳毒、伤食、便秘、气痛等热邪郁积之症，一般都会出现实脉。

分部诗

寸实应知面热风，咽疼舌强气填胸。

当关脾热中宫（脾胃）满，尺实腰肠痛不通。

注解 如果风热盛于上焦，头面发热、咽喉疼痛、舌根强直、胸膈气满等症，则寸部多见实脉。如果热邪盛于中焦，因脾胃热滞而见腹胀满等症的，则关部多见实脉。如果下焦实热壅盛，导致腰痛、腹痛、便秘等症的，则尺部多见实脉。

第二章 脉象

按语

> 脉在浮、中、沉三部都大而长、搏动坚实有力的，就是实脉。虽然大热、大积、大聚都可能出现实脉，但大多数是热邪太盛导致的实脉。

洪、细

洪

洪 脉

指下极大，来盛去衰，来大去长。

注解 洪脉在指下感觉极其粗大，不仅来的时候势极充盛，去的时候也缓缓才能减弱，消逝的时间较长，这就是"去衰"。

体状诗

脉来洪盛去还衰，满指滔滔应夏时。

若在春秋冬月里，升阳散火莫狐疑。

注解 洪脉不仅来势极其充盛，去势也是渐次减弱的。洪脉在指下的时候，总有一种极其盛大的感觉，在夏季出现是符合时令的。如果在春、秋、冬几个季节出现，有属于阳热亢盛的病变了。如果是寒邪遏抑阳气，导致火热内郁，应该用"升阳散火"的方法进行治疗，不需要犹豫。

相类诗

洪脉来时拍拍然，去衰来盛似波澜。

欲知实脉参差处，举按弦长愊愊坚。

注解 洪脉在指下一来一往很有劲（拍拍然）。它"来盛去衰"的搏动就像壮阔的波澜一般，根脚非常阔大。它与实脉是有差别的，实脉没有阔大的根脚，只是不管轻举还是重按都弦长坚硬的感觉而已。

主病诗

脉洪阳盛血应虚，火热炎炎心病居。

胀满胃翻须早治，阴虚泻痢可踌躇（慎重考虑）。

注解 洪脉属于阳热亢盛、阴血虚少的脉象。尤其在心火上炎的时候，多见洪脉。不过，洪脉也有虚实之分。如果胃热郁盛、胀满翻胃（反胃、呕吐）而现脉洪，大多属于实证，应该及时清泻胃热。如果泄泻或下痢反而出现洪脉，就是阴津大伤、阳热犹亢的虚证，急须养阴以清热，不能看作实证来治疗。虚实之间，是最需要慎重考虑的。

分部诗

寸洪在左主心炎，右寸洪时肺不堪。

肝火胃虚关内察，肾虚阴火尺中看。

注解 在心火上炎的时候，常常会咽干喉痛、口疮痛肿，则左寸部多见洪脉。如果肺中火热炽盛，导致咳嗽气喘、胸痛咯血等症，则右寸部多见洪脉。如果肝阳亢盛、脾胃津伤，则两关部多见洪脉。肾精亏损且阴火不能潜藏的时候，两尺部多见洪脉。总之，上、中、下三部任何一部，只要出现洪脉，大多都火热亢盛的导致的。

▶ 按语

洪脉，又称为大脉，脉形粗大，搏动有力。"拍拍然""似波澜"形容的就是洪脉阔大而有劲的感觉。洪脉出现，总伴随火热亢盛的病变，但必须区分是阳盛还是阴虚，是实还是属虚。仅是在寒邪遏郁阳气、脾胃升发之气不能外达的时候，才能用"升阳散火"的治疗方法，并不是所有的火热都可以用这个方法进行治疗。

细

细 脉

小大于微而常有，细直而软，若丝线之应指。

注解 细脉比微脉略大，在指下就像一根丝线那么小，而且软弱

第二章 脉象

无力。和微脉不同的是：细脉虽然细小，却始终都可明显地摸到，不像微脉那样模糊不清。

体状诗

细来累累细如丝，应指沉沉无绝期。

春夏少年防不利，秋冬老弱却相宜。

注解 细脉不仅像丝线那样细，而且软弱无力，显得非常困乏。虽然非常细软，但细脉在沉部依旧在不断地搏动，指下一直都能够明显地摸到，绝对没有中断的时候。春夏季节，天阳气盛的时候，人体血行畅旺，如果此时的少年人反而脉来细弱，就应该警惕身体是否有不适的地方。秋冬季节，阳气衰减，人体血行和缓，如果此时的老年人脉来细弱，便是正常的——因为老年人气血本就更为衰弱，又和自然气候变化相应。气候变化和人体是有一定的关系的，但不要过分夸大这种影响力。

相类诗

见微脉、濡脉。

主病诗

细脉萦萦（细长不断）血气衰，诸虚劳损七情乖（不顺）。

若非湿气侵腰肾，即是伤精汗泄来。

注解 脉来萦细如丝，是气血虚衰导致的。七情不和而致虚损劳伤的，最容易出现细脉。另外，如果阳气虚弱，水湿侵袭，导致腰肾病、精气内伤或自汗症等，都会出现细脉。

分部诗

寸细应知呕吐频，入关腹胀胃虚形。

尺逢定是丹田冷，泻痢遗精号脱阴。

注解 呕吐频繁，导致气虚至极，寸部多见细脉；脾胃虚弱，导致腹胀形瘦，关部多见细脉；元阳大衰，导致丹田（脐下三寸）寒冷、泻痢遗精、阴精脱失，尺部多见细脉。失血过多、精液枯竭的，叫作脱阴。

▶ 按语

脉来沉细如丝、软弱无力的，就是细脉，又称为小脉，主要是气血两虚导致的。

长、短

长

长　脉

不大不小，迢迢自若。

如揭长竿末梢，为平；如引绳，如循长竿，为病。

注解　正常的长脉，不大不小，搏动虽然长，但显得柔和安定，这就是"如揭（手持的意思）长竿末梢"（"末梢"说明感觉柔软）。如果脉来"如引绳"，就像拉直的绳索，毫无柔和之象，或者就像顺着长竿摸抚那样感到硬直，就是病变的长脉。

055

体状相类诗

过于本位脉名长，弦则非然但满张。

弦脉与长争较远？良工尺度自能量。

注解　长脉往往超过寸、尺的部位，却没有弦脉那样张紧充满的感觉。怎样辨别弦脉和长脉呢？经验丰富的大夫掌握弦、长两种脉象各自的特点，自然就能比较出来了。

主病诗

长脉迢迢大小匀，反常为病似牵绳。

若非阳毒癫痫病，即是阳明热势深。

注解　正常的长脉，脉来大小均匀、柔和条达。如果脉来就像牵引绳索一般张紧，就是病脉，比如血热导致的阳毒、风痰导致的癫痫、"阳明（胃、大肠）"导致的里热炽盛等病，都能看到这种长脉。

第二章　脉象

按语

　　长脉，分为正常脉和病脉。正常的长脉不仅长度超过寸、尺所在的部位，搏动也会有一种柔和的气象，这是正气旺盛的表现。如果脉长且过于绷紧，大多为阳热炽盛，这种紧张度虽然和弦脉相近，但弦脉没有长过寸、尺所在部位的情况。

短

短　脉

　　不及本位。应指而回，不能满部。

注解　短脉和长脉相反，在寸部、尺部会表现出不足的情况，搏动也十分短暂，刚一应指立即避开了的感觉。

体状相类诗

　　两头缩缩名为短，涩短迟迟细且难。
　　短涩而沉肺肾病，或因气塞或因痰。

注解　如果寸部、尺部都出现短脉，总给人一种不满足而短缩的感觉，不是短缩于寸部，就是短缩于尺部。短脉和涩脉对比起来是不一样的。涩脉虽然也短，但脉形细弱，搏动迟缓而艰难。肺主气，如果肺气虚损，气无法统帅血来让血运行，必然脉沉而短。肾主纳气如果肾阳不足，气塞难通，无法条达百脉，或因痰滞食积，阻碍气道，都会出现短涩之脉。

主病诗

　　短脉惟于尺寸寻，短而滑数酒伤神。
　　浮为血涩沉为痞，寸主头疼尺腹疼。

注解　短脉出现在尺部、寸部的时候最好辨认。脉来短，是气血虚损的表现，虽然也会因为伤于酒毒，或因为湿热内盛而出现短脉，就只会在短脉之中兼见滑数而已。血涩不充（在这里应该解释为"血少不补"）的脉多浮而短，胸腹痞满的脉多沉而短。阳气虚于上而头痛的时候，多在寸部出现短脉；阳气虚于下而腹痛的时候，多在尺部出现短脉。

短脉，是气不足且血行无法条达导致的。因为气不充于脉，刚开始搏动似乎应指有力，但它既不满足，往来又短促。气虚血少的人最容易出现短脉。

紧、缓

紧

紧　脉

来往有力，左右弹人手。

如转索无常。数如切绳。如纫箄（筏）线。

注解　紧脉不仅来去有力，它在指下搏动的时候更是有一种左右旋绞而紧急的感觉，既像摸到一直在转动的绳索，又像按切绳索，还像摸到连缀木筏的绳索一样紧急有力。

体状诗

举如转索切如绳，脉象因之得紧名。

总是寒邪来作寇，内为腹痛外身疼。

注解　紧脉出现的时候，不管轻举，还是重按，搏动的时候都绳索绞转般紧急有力，这就是"紧"的意思。寒邪在脉中的特点，多为紧缩凝滞，所以凡是寒邪侵袭（寇），或气血凝滞而腹痛，或经脉紧缩而身疼，都有可能因此出现紧脉。

相类诗

见弦、实脉。

第二章　脉象

主病诗

紧为诸痛主于寒，喘咳风痫吐冷痰。

浮紧表寒须发越，紧沉温散自然安。

注解　寒邪太盛引发的疼痛诸症，脉搏多见紧象。此外，肺部有寒邪导致喘咳，或肝因寒郁导致风痫，或脾受寒邪导致吐冷痰等症，都会出现紧脉。如果寒邪在表，多见浮紧之脉，可以用辛温的方药来发散（越）寒邪；如果寒邪在里，多见紧沉脉，可以用辛热的方药来温里寒。这是治疗寒邪病变的基本方法。

分部诗

寸紧人迎气口分，当关心腹痛沉沉。

尺中有紧为阴冷（外阴寒冷），定是奔豚与疝疼。

注解　紧脉出现在寸部的时候，左右有别。人迎（左手寸部）出现紧脉的话，是外感寒邪；气口（右手寸部）出现紧脉的话，是内伤寒盛；两关脉都出现紧脉的话，是中焦脾胃（即心腹部）寒湿凝滞，会腹内作痛；两尺脉都出现紧脉的话，是下焦寒邪盛，会出现阴冷、奔豚、疝痛等病。

▶ 按语

　　紧脉，脉来紧急有力，一般是寒邪盛的脉搏。如果是阳热为寒邪束缚，就会出现紧数的脉象。

缓

缓　脉

去来小驶（马快跑）于迟。一息四至。

如丝在经，不卷其轴，应指和缓，往来甚匀。

如初春杨柳舞风之象。如微风轻飐（风吹浪动）柳梢。

注解　缓脉来去搏动比迟脉稍快一些，一呼一吸刚好四至。缓脉搏动的时候，就像排列在织机上还没有把机轴转紧时的经线，指下搏动的时候极为和缓而且均匀，"舞风""微风轻飐"形容的是脉搏波动和缓的形态。

体状诗

缓脉阿阿（舒缓）四至通，柳梢袅袅飐轻风。

欲从脉里求神气，只在从容和缓中。

注解 缓脉，舒缓而均匀，一呼一吸，刚好四至。缓脉搏动的时候，就像在春风里摇曳不停的柳梢，轻盈柔软。不管什么脉象，只要从容和缓就算"神气"还在，缓脉的本身就是神气充足的表现，也是正常和缓的脉象。

相类诗

见迟脉。

主病诗

缓脉营衰卫有余，或风或湿或脾虚。

上为项强下痿痹，分别浮沉大小区。

注解 缓脉属于正常和缓的脉象，并非病脉。如果是病变引发的缓脉，绝对不会从容和缓。但除此之外还有种种不同的缓脉，比如：风邪在表，营气不足，卫气有余，脉象会浮缓；湿滞经络，脉象会沉缓；脾胃虚弱，脉象会迟缓而细；风湿在上且有颈项强直等症，脉象多浮缓有力；风湿在下且有痿痹等症，脉象多沉缓有力。病脉型缓脉，必须结合浮、沉、大、小各个方面的情况来具体分辨。

分部诗

寸缓风邪项背拘，关为风眩胃家虚。

神门濡泄或风秘，或是蹒跚足力迂。

注解 外伤风邪，项背拘急，多在寸部出现浮缓之脉；风动头眩，左关脉常常缓纵有力；胃气虚弱，右关脉常常迟缓无力；脾肾阳虚而濡泻，尺脉常常迟缓；津液燥涩而风秘，尺脉常常缓中带涩；气虚湿滞，两足蹒跚无力，行动缓慢，尺脉就迟缓而弱。

第二章 脉象

按语

　　脉来从容和缓是健康正常的脉象。病变之后的缓脉，必定同时出现其他脉象，比如浮缓、迟缓，这些都是辨别缓脉的基础。从容和缓的脉是脉有"神气"的表现，带有几分缓象的脉就算"神气"，因为它说明人的正气还在。在中医的传统概念中，脉有神气主要是胃气不衰、肾气充沛的结果。

弦、动

弦

弦　脉

　　端直以长。如张弓弦。
　　按之不移，绰绰如按琴瑟弦。状若筝弦。
　　从中直过，挺然指下。

注解　弦脉的特点有两个。一是挺直而长，并且搏动稳重，不会轻易变换，也就是"端直以长""按之下移""从中直过，挺（直）然指下"的意思是。二是张力较大，也就是"如张弓弦""绰绰如按琴瑟弦"的意思。以琴弦为例，两端绷紧之后，整个弦的紧张度就会大大增加，这种紧张的力量就是"弛张力"。

体状诗

　　弦脉迢迢端直长，肝经亢盛胃脾伤。
　　怒气满胸常欲叫，翳蒙瞳子泪琳琅。

注解　弦脉出现的时候，给人一种长而挺直的感觉。弦脉，主要是肝气亢盛导致的。亢盛的肝气不断上逆，必然影响脾胃的消化功能。肝气郁滞，最容易让病人胸胁胀满、情绪波动，随时都想大叫一声，舒展胸中郁气。如果肝亢严重，化为风热，会出现两眼生翳、迎风流泪等症。

相类诗

弦来端直似丝弦，紧则如绳左右弹。

紧言其力弦言象，牢脉弦长沉伏间。

注解 弦脉的特点是长而挺直，就像触摸琴上的丝弦一样。弦脉和紧脉、牢脉都有很大的区别。弦脉和紧脉一样都有一定的紧张感，但紧脉紧如绞绳而有力，弦脉则是紧而挺直；弦脉和牢脉一样都有弦长的感觉，但牢脉只在沉部、伏部出现，沉部都不一定能见到弦脉，更何况是伏部了。

主病诗

肝胆脉弦阴阳分，饮痰寒热疟缠身。

浮沉迟数须分别，大小单双有重轻。

注解 肝、胆发生病变，多见弦脉。不管阳邪为病，还是阴邪为病，都有可能见到弦脉。不过，阳邪为病的，大多弦大兼滑；阴邪为病的，大多弦紧兼细。其他，比如饮证、痰证、寒热往来、疟疾等病变，也常常会出现弦脉，只需通过浮、沉、迟、数去仔细地去分辨它。比如：支饮（咳嗽喘息，气短，浮肿），脉多浮弦；悬饮（咳嗽、胸胁痛，胁下有蓄水），脉多沉弦；热盛，脉来弦数；寒盛，脉来弦迟；实证，脉多弦长；虚证拘急（手足拘挛强直，不能伸屈），脉多弦小；饮癖（口吐涎沫清水，胁腹有积块，嗳酸、嘈杂、胁痛，饮食减退），多见单手脉弦；寒疝（腹痛泄泻、寒气上冲、手足逆冷、疝痛等），多见双手脉弦；病轻脉来弦软，病重脉来弦硬；等等。

分部诗

寸弦头痛膈多痰，寒热癥瘕察左关。

关右胃寒胸腹痛，尺中阴疝脚拘挛。

注解 痰滞胸膈，以及头痛等症，病在上焦，寸部多见弦脉。寒热往来、癥瘕等病，多为肝胆经的病变，左关可能出现弦脉；如果寒邪盛于脾胃，腹中疼痛，右关常常出现弦脉。如果阴疝（睾丸痛引少腹）、两脚拘挛，是肝肾虚寒引发的病变，两尺部多见弦脉。

▶ **按语**

> 脉来长而挺直、张力较大的，是弦脉。凡肝病、痛证、饮证，最容易出现这种脉象。弦脉是临床最常见的脉象之一，多数是寒热邪气夹杂而成的，其中寒性最多。

动

动 脉

动乃数脉，见于关上下，无头尾，如豆大，厥厥（脉来短而坚紧）动摇。

注解 动脉，算是数脉的一种，是数而兼紧、兼滑、兼短的脉象。叫作动，是它搏动时鼓动有力，无头无尾，豆粒一般大，陇然高起且摇动不休。动脉不会只出现在关部，寸、尺两部也会出现，所以说"见于关上下"。

体状诗

动脉摇摇数在关，无头无尾豆形圆。
其原本是阴阳搏，虚者摇兮胜者安。

注解 动脉搏动的时候，坚紧有力，呈豆圆形，无头无尾，突出一点跃然指下。过去说动脉只在关部出现，其实在寸、关、尺三部都会出现。动脉的出现，多是阴阳两气互相搏击的结果。阴阳两气互相搏击，胜的一方脉气表现平静，虚的一方便脉气表现坚紧有力，像豆子一样大力摇动而来。这就脉书中说的"阳虚则阳动，阴虚则阴动"的意思。

主病诗

动脉专司痛与惊，汗因阳动热因阴。
或为泻痢拘挛病，男子亡精女子崩。

注解 出现寒胜于阳的疼痛，气乱窜扰的惊悸，阳不胜阴的自汗，阴不胜阳的发热，脾胃不和、寒热杂处的腹泻，脏腑传化失职、气血相干的痢疾，阴寒邪盛、经气受伤的经脉拘挛，阴虚阳盛的男子亡精（精液亡失）、女子血崩，等等，都会出现动脉。概括起来，这些疾病之所以出现动脉，不外乎阴和阳两个方面互相搏击，有所偏盛偏衰的结果。

⏩ 按语

动脉是数兼紧、数兼滑、数兼短的脉象。阴阳两气相互搏击，阳胜阴虚，阴气便搏击而坚紧，会出现动脉；阴胜阳虚，阳气搏击而坚紧，也出现动脉。动脉出现在哪一部，便是哪一部在阴阳相争。所以，过去说动脉只会出现在关部是不对的，也不是现实情况。

2. 相似的脉象（11种）

芤、革

芤

芤 脉

浮大而软，按之中央空，两边实。中空外实，状如慈葱。

注解 芤脉，轻取觉得浮大而柔软，稍微重按就觉得脉管好似空虚。它外实内空，很像慈葱，因为芤是葱的别名，所以称为芤脉。

体状诗

芤形浮大软如葱，边实须知内已空。
火犯阳经血上溢，热侵阴络下流红。

注解 芤脉大多出现在浮部，它豁大而虚软，就像慈葱。因此手指接触到脉管的外边虽有实的感觉，但脉管里面却比较空虚。为什么会出现"外实内虚"的芤脉呢？一般都是出血过多造成的。比如：火邪侵犯三阳经络，引起大量吐血、呕血、衄血之后，会出现芤脉；火热邪气侵犯三阴经络，引起便血、血崩之后，也常常会出现芤脉。

相类诗

中空旁实乃为芤，浮大而迟虚脉呼。

芤更带弦名曰革，芤为失血革血虚。

注解 中间空虚、四周（旁）实在，是芤脉唯一的特征。诊察芤脉的时候，要与虚脉、革脉仔细区分开。芤脉和虚脉都有浮大的特点，但芤脉浮大而软、虚脉浮大而迟，是不一样的。芤脉和革脉都有外实内空的特点，但芤脉外实而软，革脉外实却带有弦象，这也是不同的。芤脉常常出现在大失血之后，革脉则常常出现在亡血失精的虚寒病症中。

主病诗

寸芤失血病心忡，关里逢芤呕吐红。

尺部见之多下血，赤淋红痢漏崩中。

注解 失血之后，血不足以荣养心脏，以致心悸怔忡，寸脉就会出现芤脉。胃中大量呕吐脓血（吐红）之后，关脉必然多见芤脉。尺部出现芤脉，往往是血淋、红痢、便血、血崩、漏经等大量出血的结果。

▶ 按语

外实内虚，软如葱管，又多见于浮部，是辨认芤脉的关键。芤脉一般多出现在大失血之后，不会在未出血之前就出现。

革

革 脉

弦而芤。如按鼓皮。

注解 弦急而中空，就像按着鼓皮一样，就是革脉。

体状主病诗

革脉形如按鼓皮，芤弦相合脉寒虚。

女人半产（小产）并崩漏，男子营虚或梦遗。

注解 革脉在指下，就像按着鼓皮一样，轻取坚急，重按又觉得脉很空虚。也可以说，革脉实际上是芤脉和弦脉的复合脉型，是因为精血内虚，又受寒邪侵袭造成的。女子小产、血崩、漏经，男子营气虚损、遗精等，大多都能见到这种虚寒性的革脉。

相类诗

见芤脉、牢脉。

> **按语**

革脉，浮取弦急，重按中空，因此才会像按鼓皮的一样。

微、散

微

微 脉

极细而软，按之如欲绝，若有若无。细而稍长。

注解 微脉极细又极软，稍微用力，就像快要断的细丝一样，脉的搏动也会变得若有若无的。"细而稍长"是说脉象虽然非常细弱，但在指下还是隐隐约约可以摸到，不曾断绝。这里的"长"绝对不同长脉的"长"。

体状相类诗

微脉轻微瀔瀔（轻软无力）乎，按之欲绝有如无。

微为阳弱细阴弱，细比于微略较粗。

注解 微脉在搏动的时候极其轻软无力，稍微重按就显得似有似无，细弱极了。辨识微脉的时候，要和细脉区别开来。微脉在指下的时候似有似无、模糊难辨，细脉则更大一些，指感也更明显一些。微脉是因为阳气衰竭，细脉是因为营血虚少。

主病诗

气血微兮脉亦微，恶寒发热汗淋漓。

男为劳极诸虚候，女作崩中带下医。

注解 但凡气血两虚，尤其是阳气虚少的人，就一定会出现微脉。阳气虚弱、体表不固的，容易出现恶寒、发热、汗出较多等表虚证。男子"五劳""六极"诸虚损证，妇女崩漏带下等病，都常常出现微脉，这是气血两虚导致的。

分部诗

寸微气促或心惊，关脉微时胀满形。

尺部见之精血弱，恶寒消瘅（消渴）痛呻吟。

注解 肺气不足而喘促，心阳不敛而惊悸，也常常在两手的寸部出现微脉。脾胃虚损无法运化而胀满的时候，两手关部也常常出现微脉。肾中元阳亏损且身寒腹痛，精血虚竭且病消渴等情况下，两手的尺部也常常出现微脉。

▶ 按语

纤细柔弱，无力之极，按之不绝如缕，就是微脉。微脉出现，是气血两虚，尤其是气虚的表现。

散

散 脉

大而散，有表无里。决散不收，无统纪，无拘束。

至数不齐，或来多去少，或去多来少。

涣散不收，如杨花散漫之象。

注解 散脉，涣散不收，轻取时觉得虚大，稍重按便有些涣散不清的感觉，再重按就摸不着了。总之，散脉搏动非常不整齐，不是来多（快）去少（慢），就是去多（快）来少（慢），脉搏一来一去不是十分清楚，而且散脉浮而虚大，就像杨花无根飘散，渐轻渐有，渐重渐无，散漫到了极点。

体状诗

散似杨花散漫飞，去来无定至难齐。

产为生兆胎为堕，久病逢之急速医。

注解 散脉的特点，一个是像杨花一样散漫飞舞，轻飘无根；一个是至数不齐，来去搏动没有任何规则。会出现散脉，是元气虚损导致的。孕妇会在临产的时候出现散脉，所以散脉是分娩的征象；假如还不到产期，就有堕胎的可能。久病见散脉，说明脾肾阳气损伤严重，需要马上进行救治。

相类诗

散脉无拘散漫然，濡来浮细水中绵。

浮而迟大为虚脉，芤脉中空有两边。

注解 怎样区分散、濡、虚、芤四种脉象呢？散脉，非常没有规则，浮而虚大，轻飘无根；濡脉，浮而细软，就像水中漂浮的棉絮一样；虚脉，仅仅浮而虚大，按之无力；芤脉，浮而中空。这四种脉象，都出现在浮部，却各不相同；都属于虚脉，但程度轻重各不相同。

主病诗

左寸怔忡右寸汗，溢饮（水饮病的一种）左关应软散。

右关软散胕胕（足胫、足背）肿，散居两尺元气乱。

注解 心阳不足导致的怔忡症，左寸部会出现散脉；卫气不固导致的自汗症，右寸部会出现散脉；阳不化阴导致的溢饮病，左关部会出现散脉；脾阳不足，水湿下注导致足胫、足背肿胀的，右关部可会出现散脉。久病的话，在两尺脉都会出现散脉，这是元气溃散（乱）的证候，在这种时候就需要特别提高注意了。

⮕ **按语**

浮脉散而无根、至数不齐，这是辨认的关键，主要是元气大虚的脉象，宜温补元气。一概把散脉看作死脉，是不符合实际的。

濡、弱

濡

濡 脉

极软而浮细，如绵在水中，轻手相得，按之无有。如水上浮沤。

注解 濡脉在浮部出现，非常细软无力，就像棉絮或水泡漂浮在水面上一样，只在手轻轻接触的时候才能感受到，稍微重按就摸不到了。

体状诗

濡形浮细按须轻，水面浮绵力不禁。

病后产中犹有药，平人若见是无根。

注解 濡脉浮细无力、极其软弱，必须轻手细审才能触摸到，很像漂浮在水面的棉絮，稍微用一点力就不能承受。大病之后或是妇人生产之后可能会见到这样的濡脉，这是气血损伤，还没有复原的表现，但因为虚证虚脉，脉证相合，虽然虚但能受补，治疗起来是比较容易的。如果濡脉出现在正常人身上，虽然没有什么大病也要注意，因为这是"无根之脉"，是脾肾两虚的表现，必须及早防治才可消除后患。

相类诗

浮而柔细知为濡，沉细而柔作弱持。

微则浮微如欲绝，细来沉细近于微。

注解 濡脉的主要特征是浮而细柔，需要与弱、微、细三种脉象区分开来。弱脉的细柔，和濡脉有些相似，但濡脉出现在浮部，弱脉却在沉部才看得到。微脉浮而微细，和濡脉也很像，但濡脉重按则无，而微脉重按的时候不绝如缕。细脉和濡脉都极微细，但细脉大多出现在沉部，虽然非常细但仍旧和微脉一样不绝如缕，绝对不像濡脉一样重按就没有了。

主病诗

濡为亡血阴虚病，髓海（即脉）丹田暗已亏。

汗雨夜来蒸入骨，血山崩倒湿侵脾。

注解 濡脉主要是营血亏损、阴精虚极导致的。髓海空虚、丹田不足、阴虚盗汗（汗雨夜来）、骨蒸烦热、妇女血崩、脾湿濡泻等，往往都会出现濡脉。

分部诗

寸濡阳微自汗多，关中其奈气虚何。

尺伤精血虚寒甚，温补真阴可起疴。

注解 阳气微弱、表虚不固，导致汗出不止的时候，寸部就可能出现濡脉。脾胃虚弱、中气不足的时候，关部就可能出现濡脉。下焦虚寒、精血两伤，会在两尺部出现濡脉，须用甘温大剂峻补真阴，才能治愈久病。

> **按语**

脉来浮而细软、重按则无的就是濡脉，主要是精血亏损或脾虚不能制湿导致的。

069

弱

弱 脉

极软而沉细，按之乃得，举手无有。

注解 弱脉，沉细且极为软弱，用力重按才能感受到，只在浮部轻取的话是摸不着的。

体状诗

弱来无力按之柔，柔细而沉不见浮。

阳陷入阴精血弱，白头犹可少年愁。

注解 弱脉柔细无力，力重按到沉部才能摸到它，在浮部是摸不到的。脉搏如此柔弱，主要是阳气衰微，不能振奋（即"陷"），精血虚弱的结果。这种气血两虚的脉象，如果在老年人（白头）身上出现，是可以理解的；如果出现在青少年，就应该警惕了，要去查找原因。

第二章　脉象

相类诗

弱脉阴虚阳气衰，恶寒发热骨筋痿。

多惊多汗精神减，益气调营急早医。

注解 弱脉，是阴精虚损、阳气衰微导致的。正是因为营气、卫气都不足，所以最容易遭受外邪的侵袭而恶寒发热。虽然恶寒发热，脉也是弱的，浮不了，可见阳气衰弱的程度了。阳气阴精长时间得不到恢复，就会演变成很多疾病，比如：精气不足，无法滋养骨髓，就会病骨痿（足痿软不能立起身来行动）；无法滋养筋膜，就会筋痿（筋急挛缩）；营气不足，无法养心安神，就会惊悸；卫气不足，无法充肤固表，就会自汗；脾胃虚损，中气不振，就会精神困乏。这些情况都可能出现弱脉，也都只能用补益阳气、调养营血的方法来尽早治疗。

分部诗

寸弱阳虚病可知，关为胃弱与脾衰。

欲求阳陷阴虚病，须把神门两部推。

注解 凡心肺阳气虚弱，寸部多见弱脉。脾胃虚弱，关部多见弱脉。下焦阳气陷而不振，阴精亏乏至极，两手尺部多见弱脉。

⟫ 按语

出现在沉部，极细而软弱无力的，就是弱脉。主要是阴精阳气虚损病变的反映，特别在阳气衰微的时候更容易出现。

伏、牢

伏

伏 脉

重按着骨，指下裁（才）动。脉行筋下。

注解 诊察伏脉的时候，必须重按至骨，指下才能感受到脉搏的搏动，就像在筋膜下搏动似的。

体状诗

伏脉推筋著骨寻，指间裁动隐然深。

伤寒欲汗阳将解，厥逆脐疼证属阴。

注解 伏脉比沉脉还深，所以在诊察伏脉的时候，指头必须用力按到最深部的骨骼上，然后再推动筋肉，才能感觉到脉搏在深处隐隐约约地跳动，这一般都是因为寒邪凝滞在经络脏腑导致的。有时候，虽然是伤寒表证，但如果寒凝经络，阳气无法发越时，也会见伏脉。等阳气复苏，突破寒凝，就能汗出而解。因此伤寒表证而见伏脉，是欲作汗而解的表现。至于脐腹冷痛、四肢厥逆时出现的脉伏，就是阴寒内郁之证了。

主病诗

伏为霍乱吐频频，腹痛多缘宿食停。

蓄饮老痰成积聚，散寒温里要遵循。

注解 凡邪气郁结于里，导致经脉阻滞、气血壅塞的，必见伏脉。所以，霍乱而频频呕吐、宿食而阵阵腹痛，以及水饮停蓄、老痰积聚等症，都会出现伏脉。宜用温里散寒的方式，来畅通血气、解郁破积、化痰逐饮。凡急遽发作呕吐腹泻的，过去都称为霍乱，不像现在只指法定传染病而言。病变的主要原因可能有伤于饮食、阳热外逼或阴寒内伏。

分部诗

食郁胸中双寸伏，欲吐不吐常兀兀（不安）。

当关腹痛困沉沉，关后疝疼还破腹（剧烈疼痛）。

注解 饮食停留，胸中气郁不舒，导致想吐又吐不出、心里十分难受的时候，两手寸部都会出现伏脉。中焦寒湿凝聚，到腹痛身困的时候，两手关部也常常会出现伏脉。下焦寒凝气滞，导致疝痛剧烈的时候，两手尺部（关后）常常会出现伏脉。

第二章 脉象

→ 按语

伏脉是一种沉得非常深的脉象，主要是寒热邪气凝聚、经络壅滞、气血阻塞等导致的，但还是热证少、寒证多，在剧痛的时候更是如此。

牢

牢 脉

似沉似伏，实大而长，微弦。

注解 牢脉在极沉的部位出现，接近于伏脉的部位。劳脉的形状不仅实大而长，还带弦急。所以，牢脉颇具深位而坚实。

体状相类诗

弦长实大脉牢坚，牢位常居沉伏间。

革脉芤脉自浮起，革虚牢实要详看。

注解 牢脉有弦、长、实、大的特征，和坚实深处的意义，因此它出现的部位总是比沉脉还深而近于伏脉。诊察牢脉的时候，要与革脉区分开来：革脉，出现在浮部，形状弦而芤；牢脉，位置极沉，形状实而长，且微弦。革脉多在大虚证中出现，牢脉多在大实证中出现。它们浮、沉、虚、实之间有很大的区别。

主病诗

寒则牢坚里有余，腹心寒痛肝乘脾。

疝瘕癥瘕何愁也，失血阴虚却忌之。

注解 牢脉沉寒里实，说明邪气有余。心腹寒痛、肝气郁积、脾呆不运等时，都有可能出现牢脉。如果疝、瘕、癥、瘕一类的积聚病出现牢脉，属于实证实脉，脉证相合，一时之间还不用发愁；如果失血阴虚一类的大虚证出现牢脉，属于虚证实脉，脉证相反，是正气大伤、邪气犹盛的表现，这种情况就应该引起注意，以防骤变了。

按语

牢脉的特征是极沉而弦实，是阴寒凝积的病变反映，主要属于邪气有余的脉象，多为里实证。

促、结、代

促

促 脉

来去数，时一止复来。如蹶之趋，徐疾不常。

注解 促脉在搏动的时候，一去一来都较快，和数脉非常相似，但和数脉不同，随时都有间歇的感觉，而且间歇的次数又非常不规律，就像急遽行走的人偶一跌倒一样。

体状诗

促脉数而时一止，此为阳极欲亡阴。
三焦郁火炎炎盛，进必无生退可生。

注解 促脉，脉来数且偶尔歇止，是三焦郁火内炽，阳热炎盛、阴液消亡，血气运行严重受阻的结果。如果歇止的次数是逐渐增加（进）的，说明病势仍在往不良方面发展；如果歇止的次数是逐渐减少（退）的，说明病情在向好的方向发展。

相类诗

见代脉。

主病诗

促脉惟将火病医，其因有五细推之。
时时喘咳皆痰积，或发狂斑与毒疽。

注解 促脉，主要是三焦火热内盛而有郁积导致的。凡气、血、痰、饮、食等，都可能出现郁积，因此医书中常有"五积停中"的说法。但是，究竟属于哪一种郁积，必须按照症状具体分析。如果出现时时咳嗽，甚至喘逆、痰涎壅盛而脉促的情况，便是痰积。而火热内盛，也应该按照不同的情况加以分辨。如果邪火在脏，神志失常而脉促，常常会出现发狂。如果热毒入营，营气逆滞而脉促，常常会出现发斑。如果热在肌肉，血气郁腐而脉促，则多发毒疽。总之，不管是热是郁，都要留滞不通才会见到促脉。

▶ 按语

脉数而偶见歇止的，就是促脉。常常是邪热内盛，有所留滞不通导致的。歇止少的病轻，歇止多的病重。病后见促脉的要特别注意。

结

结　脉

往来缓，时一止复来。

注解 脉来迟缓，时或有一次歇止，歇止后之后再搏动，就是结脉。

体状诗

结脉缓而时一止，独阴偏盛欲亡阳。

浮为气滞沉为积，汗下分明在主张。

注解 结脉的特诊，是搏动迟缓，时而有一次歇止。它是阴寒偏盛，邪结于里，阳热不足，正气衰减导致的。如果脉浮而有力，偶尔见结脉，是寒邪滞于经脉，可以用辛温发汗的方式来祛散表寒；如果脉沉而有力，偶尔见结脉，则是阴寒痼结，气机受阻，应该以辛通导滞的方法来下积开郁，结脉自然就没有了。

相类诗

见代脉。

主病诗

结脉皆因气血凝，老痰结滞苦沉吟（痛苦地呻吟）。

内生积聚外痈肿，疝瘕为殃病属阴。

注解 结脉往往是气血凝滞导致的。老痰结滞，各种积聚、痈肿、疝瘕等，都会让血气流行的气机受到阻滞，出现结脉。但是，结脉和促脉相比，促脉多属热证，结脉为寒，属于阴证的范围。

按语

脉来迟缓，偶尔歇止，就是结脉。结脉多是阴邪痼结、气血阻滞引起的。因血气渐衰、精力不继而久病或虚劳病，也会出现脉来渐而复续、续而复断的结脉，这是阴阳虚损一类的病变，应该多加注意。不然，只知道结脉是气血凝滞所致，就太片面了。

代

代 脉

动而中止，不能自还，因而复动。脉至还入尺，良久方来。

注解 代脉，脉搏动到一定的至数就要停一次，然后再搏动。代脉的歇止有两个特点，一是歇止前后的间隔是均匀而有定数的，非常有规律；二是歇止的时间比较长，也就是"良久方来"。血脉流到寸关尺的时候，是先经由尺部，再经过关部，然后流向寸部的，是由内而外的。当脉歇止的时候，血脉好像又入了尺部一样，因此三部都停止跳动了，也就是"脉至还入尺"。凡歇止一次之后，再来的时候会快速地连续搏动两次，这就是"脉能自还"，说明它还具备自行补偿的能力。如果歇止一次之后，仅仅是再次照常搏动，只是减少了一次，没有自行补偿的能力，就是"不能自还"了。

体状诗

动而中止不能还，复动因而作代看。

病者得之犹可治，平人却与寿相关。

第二章 脉象

注解 脉搏动到一定的至数，便歇止一次，歇止之后仍旧照常搏动，叫作代脉。这是气血亏损、元阳不足导致的。久病而见代脉，只要判断虚损的位置，准确地展开治疗，就无妨。如果正常人的忽然出现代脉，就必须仔细地检查，以免出现意外。

相类诗

数而时止名为促，缓止须将结脉呼。

止不能回方是代，结轻代重自殊途。

注解 促脉、结脉、代脉，都是有间歇的脉，要区分清楚。脉来数（快）而歇止的，是促脉；脉来缓而歇止的，是结脉。这两种脉，虽然快慢不同，但歇止的次数都多少不匀，极不规律。代脉则是"不能自还"式的歇止，歇止的次数是有规律的，歇止的时间也比较长，再来的时候只能照常搏动，不会有加快速度连续搏动两次的情况。一般情况下，促脉、结脉的病变比较轻，代脉的病变较重。所以，它们的差别是很大的。

主病诗

代脉都因元气衰，腹疼泻痢下元亏。

或为吐泻中宫病，女子怀胎三月兮。

注解 代脉，都是脏气衰弱、元阳不足导致的。因此，但凡下元亏损而腹痛、泻痢，中阳不足而脾胃虚弱、呕吐泄泻的，都有可能出现代脉。妇女怀孕三个月之后，偶代脉出现的，是元气不足的表现。

▶ **按语**

脉搏歇止均匀，歇止的时间又比较长的，就是代脉。代脉反映的是脏气亏损、元阳不足的病症。

秋分

第三章　脉证

　　不同的病脉会出现在不同的病症当中，但这些病有阴证和阳证的区别，脉也有阴脉和阳脉的区别。阴证见阴脉、阳证见阳脉，叫作病证相符，病情比较容易治疗，为顺。相反，阴证见阳脉、阳证见阴脉，叫做病证不相符，这是比较棘手的，也不容易治疗，为逆。下面我们一起来了解各种病和脉的对应情况，以及同一种病情中的不同脉象的对比情况。方便读者朋友把脉诊证联系起来。

第一节　诸脉主病

1. 诸脉主病诗——解读

浮脉主病

一脉一形，各有主病；
数脉相兼，则见诸证。
浮脉主表，里必不足；
有力风热，无力血弱。
浮迟风虚，浮数风热。
浮紧风寒，浮缓风湿。
浮虚伤暑，浮芤失血。
浮洪虚火，浮微劳极。
浮濡阴虚，浮散虚剧。
浮弦痰饮，浮滑痰热。

解读：

每种脉象，体态各不相同，都是病变机制不同导致的。

几种脉象互相兼杂，见于各种复杂的病症当中。

浮脉主要出现在外感表证当中，但出现在里证中的时候必然里虚不足。

浮而有力，是外感表证的表现；浮而无力，是里虚血弱的表现。

脉浮而迟，是气虚伤风的表现；脉浮而数，是外伤风热的表现。

脉浮而紧，是风寒表邪滞于经脉的表现；脉浮而缓，是风湿邪气留于肌肉的表现。

脉浮而虚，是暑伤元气的表现；脉浮而芤，是大失血后的表现。

脉浮而洪，是阴虚火旺的表现；脉浮而微，是虚损劳极的表现。

脉浮而软，是阴精虚损的表现；脉浮而散，是气血极虚的表现。

脉浮而弦，是痰饮内盛的表现；脉浮而滑，是痰热壅滞的表现。

沉脉主病

沉脉主里，主寒主积；

有力痰食，无力气郁。

沉迟虚寒，沉数热伏。

沉紧冷痛，沉缓水蓄。

沉牢痼冷，沉实热极。

沉弱阴虚，沉细痹湿。

沉弦饮痛，沉滑宿食。

沉伏吐利，阴毒聚积。

解读：

沉脉出现的时候可能会有三种情况，一是内伤里证（凡属脏腑病变而无外感的，都属于里证的范围），二是阴寒邪气侵犯所致的病症，三是各种积聚。

沉而有力，是痰饮、伤食的表现；沉而无力，是气机郁滞的表现。

脉沉而迟，是虚寒为病的表现；脉沉而数，是热邪内伏的表现。

脉沉而紧，是寒凝冷痛的表现；脉沉而缓，是水气（寒水邪气）蓄积的表现。

脉沉而牢，是久患冷病的表现；脉沉而实，是里热盛极的表现。

脉沉而弱，是阴精虚损的表现；脉沉而细，是湿邪痹着（湿邪停滞不行）的表现。

脉沉而弦，是痰饮为病的痛证表现；脉沉而滑，是宿食为病的积证表现。

脉沉而伏，是阴毒和聚积不消发为剧烈吐泻的表现。

"迟""数"主病

迟脉主脏，阳气伏潜；

有力为痛，无力虚寒。

数脉主腑，主吐主狂；

有力为热，无力为疮。

解读：

迟脉，是五脏虚寒病变的表现，阳气潜伏、无法通达于外时更是如此。

脉迟而有力，是寒凝腹痛的表现；脉迟而无力，是阳气不足引发虚寒证的表现。

数脉反映的是六腑的邪热病变，诸如胃热上逆的呕吐、热伤神志的发狂等症。

脉数而有力，是实热炽盛的表现；脉数而无力，是疮疡（初起多是血分有热，余热未除，则溃脓后会营血大伤）的表现。

"滑""涩"主病

滑脉主痰，或伤于食；

下为蓄血，上为吐逆。

涩脉少血，或中寒湿，

反胃结肠，自汗厥逆。

解读：

滑脉主要是痰饮的表现，也可能是伤食气滞的表现。

在下（关部）为瘀血蓄积之症状，在上（寸部）为呕逆气滞之症状。

涩脉是精亏血少的表现，或者是寒湿入于血分之中。

或是阴虚液涸而反胃、便秘，或是自汗过多而伤津、营卫虚损而厥逆。

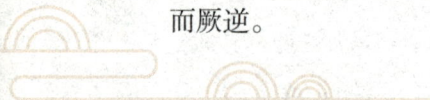

弦脉主病

弦脉主饮，病属胆肝。
弦数多热，弦迟多寒。
浮弦支饮，沉弦悬痛。
阳弦头痛，阴弦腹痛。

解读：

弦脉，是水饮病的表现，尤其是胆、肝为病的时候。

脉弦而数，多是热盛的表现；脉弦而迟，多是寒盛的表现。

脉浮而弦，是支饮为病的表现；脉沉而弦，是悬饮胸胁痛的表现。

寸部出现弦脉（阳弦），是头痛（在上）的表现；尺部出现弦脉（阴弦）是腹痛（在下）的表现。

紧脉主病

紧脉主寒，又主诸痛。
浮紧表寒，沉紧里痛。

解读：

紧脉，是寒邪盛，以及各种痛证的表现。

脉浮而紧，是寒邪在表的表现；脉沉而紧，是里虚寒痛的表现。

"长""短""细""洪""虚""实"主病

长脉气平，短脉气病。
细则气少，大则病进。
浮长风痛，沉短宿食。
血虚脉虚，气实脉实。
洪脉为热，其阴则虚。
细脉为湿，其血则虚。

第三章 脉证

解读：

长脉，是正气充沛、身体健康的表现；短脉，是气虚的表现。

脉细，是气少的表现；脉大，是疾病往严重里发展的表现。

脉浮而长（并有紧张感），是风痫的表现；脉沉而短，是宿食不消的表现。

血虚（或湿邪滞于经络）的话，脉来多细；邪气实，就会出现实脉。

热盛导致洪脉的话，必然伤阴，导致阴虚。

水湿导致细脉的话，必然血虚。

"缓""软""弱""微""动""革"主病

缓大者风，缓细者湿。

缓涩血少，缓滑内热。

濡小阴虚，弱小阳竭。

阳竭恶寒，阴虚发热。

阳微恶寒，阴微发热。

男微虚损，女微泻血。

阳动汗出，阴动发热；

为痛与惊，崩中失血。

虚寒相搏，其名为革；

男子失精，女子失血。

解读：

脉缓而大，是风热病的表现；脉缓而细，是寒湿病的表现。

脉缓而涩，是营血虚少的表现；脉缓而滑，是内热炽盛的表现。

脉濡而小，是阴血虚损的表现；脉弱而小，是阳气衰竭的表现。

阳竭，就会出现恶寒的症状；阴虚，就出现发热的症状。

寸脉微则阳微，就会出现恶寒的症状；尺脉微则阴虚，就会出现发热的症状。

男子脉微而细，多是虚弱劳损的表现；女子脉微而细，多是崩漏下血的表现。

寸部见动脉（阳动）的，常常汗出不止；尺部见动脉（阴动）的，常常发热不止。

阳动，是疼痛、惊悸、血崩、便血的表现；阴动，是惊悸，即因受惊，心跳加速，惕动不安的表现。

虚寒的体质，又阴邪内动，就会出现革脉。

男子虚寒相搏，是严重精亏的表现；女子虚寒相搏，是崩漏失血的表现。

"促""结""代" 主病

> 阳盛则促，肺痈阳毒。
> 阴盛则结，疝瘕积郁。
> 代则气衰，或泄脓血。
> 伤寒心悸，女胎三月。

解读：

阳热盛极而伤阴的时候就会出现促脉，发生肺痈（表现为潮热、咳喘、吐黏臭脓痰、胸痛等）、阳毒（表现为紫斑、咽痛，甚至吐血）等病。

阴邪盛极到痼结的时候，就会出现结脉，出现疝（睾丸连少腹急痛，有的阴囊胀大）、瘕（腹中有 积块，时聚时散）、积（积聚）、郁（气郁、血郁、痰郁、食郁等）等证。

出现代脉，说明元气衰竭到了不能持续的地步，出现在久泄脓血导致元气大伤的病症当中。

久病伤寒、阳虚心悸（心跳悸动不安）也会出现代脉；女子妊娠三月（气机阻滞，恶心呕吐，脉气难以接续），也会出现代脉。

第三章 脉证

2. 奇经八脉主病

督脉

督脉沿着背脊循行,主周身阳气。督脉发生病变的时候,寸、关、尺三部脉来都浮,直上直下且颇为弦长。督脉发生的病变,多为阳虚,阳气虚弱就无法温养脊髓,导致外邪入侵,造成脊柱强直。阳气虚弱会导致痰湿、阴盛,以及癫、痫之病。所以古人说:"督脉为病,脊强癫痫。"

任脉

任脉沿着腹部正中由下向上循行,主周身阴血。任脉发生病变的时候,寸部脉来见紧,或者从寸部到关部出现细实而长的脉象。任脉发生的病变,多为血分的虚寒,阻滞运行,从而发生寒疝(腹痛,手足厥冷)、水疝(阴囊肿痛,阴汗湿痒,小腹时鸣)、筋疝(阴茎痛,筋急缩或缓弛不收)、血疝(刺痛如锥、手不可近)、气疝(阴囊痛上连肾俞穴、偏坠,生气即发)、狐疝(睾丸偏有大小,时上时下)、癩疝(阴囊肿大,麻痹不仁,妇女则阴户凸出),或癥积一类的硬块病。所以古人说:"任脉为病,七疝瘕聚。"

冲脉

冲脉挟脐左右上行,为身中血海之一。发生病变的时候,寸、关、尺三部的脉象都会出现牢象——直上直下,颇有弦实之状。冲脉发生的病变,多为气往上逆,腹内里急。所以古人说:"冲脉为病,逆气里急。"

带脉

带脉从季胁部环身一周。发生病变的时候,关脉见紧,左右弹动不休。女子带脉发生病变,则脐腹疼痛;男子带脉发生病变,则遗精。所以古人说:"带主带下,脐痛精失。"

阳跷脉

阳跷脉循足外侧上行。发生病变的时候,寸脉见紧,好像在左右弹动。内为阴,外为阳,阳跷脉发生的病变,则内踝以上经脉拘急、外踝以上经脉弛缓——"阳缓阴急"。所以古人说："阳跷为病，阳缓阴急。"

阴跷脉

阴跷脉循足内侧上行。发生病变的时候，尺脉见紧，同样有左右弹动的现象。阳跷脉发生的病变，则外踝以上经脉拘急，内踝以上经脉弛缓——"阴缓阳急"。所以古人说："阴跷为病，阴缓阳急。"

阳维脉

阳维脉循足外侧上行，维系周身的卫气。发生病变的时候，尺脉多斜向大指（外斜）而上至寸部，跳动往往沉大而实。阳维脉的病变：卫虚不能固外时，会出现恶寒、发热等表证；卫不上于头时，会出现两目眩晕，甚至突然颠仆，僵直不省人事，有如尸厥的症状。所以古人说："阳维寒热，目眩僵仆。"

阴维脉

阴维脉循足内侧上行，维系周身的阴血。发病变的时候，尺脉多见斜向小指（内斜）而上至寸部，跳动往往浮大而实。阴维脉的病变，营血虚，无法滋养心脏引发心痛，甚至胸胁刺痛，悸动不安。所以古人说："阴维心痛，胸胁刺筑。"

总之，癫痫、瘕疝、寒热、恍惚等病，在奇经八脉中都有可能出现，但它们各有所属，在诊脉辨证的时候要仔细分辨，遵循"阳为病，阳缓阴急；阴为病，阴缓阳急"原则。

下面是奇经八脉脉证相关内容的总结，方便读者朋友理解和背诵。

奇经八脉脉证

督脉为病，脊强癫痫。

任脉为病，七疝瘕坚。

冲脉为病，逆气里急。

带主带下，脐痛精失。

阳维寒热，目眩僵仆。

阴维心痛，胸胁刺筑。

阳跷为病，阳缓阴急。

阴跷为病，阴缓阳急。

癫痫瘛疭（抽搐），寒热恍惚（神志昏糊）。

3. 真脏绝脉、阴阳绝脉主病

真脏绝脉

病脉既明，吉凶当别。

经脉之外，又有真脉。

肝绝之脉，循刀责责。

心绝之脉，转豆躁疾。

脾则雀啄，如屋之漏。

如水之流，如杯之覆。

肺绝如毛，无根萧索。

麻子动摇，浮波之合。

肾脉将绝，至如省客。

来如弹石，去如解索。

命脉将绝，虾游鱼翔。

至如涌泉，绝在膀胱。

真脉既形，胃已无气。

参察脉证，断之以臆。

真脏脉不仅可以反映经脉的一般变化，还是脏腑的元气（正气或真气）衰竭到极点的表现。肝脏的真元之气衰绝的时候，其脉象就像摸着刀刃一阳，极细而坚急；心脏的真元之气衰绝的时候，其脉象短而坚硬躁急，就像一颗豆粒在旋转；脾脏的真元之气衰绝的时候，其脉象细弱极了，时而搏动得快，时搏动得极慢，就像鸟雀啄食一样，又好像屋漏滴水、细水缓流、覆杯的水滴一样，始终点点滴滴、时断时续，没有一定的规律；肺脏的真元之气衰绝的时候，其脉象大而虚软，就像羽毛着在皮肤上一样，既漂浮无根，还萧索零散，又像麻子仁转动轻虚且涩，并不圆活，又像水面的波浪来去极快但模糊不清；肾脏的真元之气衰绝的时候，其脉坚搏无神，会不规则地歇止，就像客人来访一样，来来去去没有定数，来的时如弹石般坚急有力，去时又像解散的绳索一样散乱无根；命门的真元之气衰绝的时候，其脉来去模糊难辨，时而就像游虾，脉在沉部突然搏动一下，时而就像鱼翔，只会在尺部搏动而寸部毫无影响，首尾不相应；膀胱的真元之气衰绝的时候，其脉搏动有升无降，就像泉水上涌一般。

只要出现上文所说的真脏脉，都说明脉中已经没有胃气了。但是，虽然出现这种脉象，但仍旧需要参考形色、症状的具体情况，仔细分析研究，才能获得正确的判断。

阴阳绝脉

阴和阳，是互相联系的，它们之间有一种平衡，这种平衡背打破，人体就会生病。一般情况下：

> 阳病见阴，病必危殆。
>
> 阴病见阳，虽困无害。
>
> 上不至关，阴气已绝。
>
> 下不至关，阳气已竭。
>
> 伏脉止歇，脏绝倾危。
>
> 散脉无根，形损难医。

如果阳热出现阴虚的脉象，阳愈亢则阴愈虚，这样的病变是非常危险的。相反，如果是阴寒病出现阳热的脉象，是有阴转阳、由衰弱转为亢进，是集体好转的表现，一时之间虽然病重，但大多数时候并不碍事。

如果寸关尺三部，只有尺脉搏动，上不到关脉，说明阴精已经衰绝于下，无力上升了；只有寸脉搏动，下不到关脉，说明阳气已经衰竭于上，无力下降了。这是"阴阳离决"的病变。

如果脉象不仅沉伏，还有歇止的情况，说明脏腑真气都已经衰绝，整个身体已经有垮掉的危险了。如果脉来浮散，重按则无，毫无根蒂，说明阳气已近乎衰绝，整个身体已经受损严重，医治起来非常困难。

〔知识小版块〕

积和聚

痰或血，积而不散，固定在一个部位，有形迹可见的，是"积"，多是五脏病变引起的。积块能够移动，有的疼，有的不疼，时而发作、时而消失的，是"聚"，多是六腑病变引起的。如果正气不足，比如脾胃虚弱、气血两衰，然后四时外感，邪气积聚都会引起本病。所以，积聚但脉来实强，是正气还未完全衰败的表现，病变较轻；积聚但脉来沉细，是正气虚损已极的表现，病情就比较急剧了。

1. 外感风、寒、暑、湿诸邪脉证

外感病人，证有风、寒、暑、湿种种不同，脉象和症状也各有不同。外感风邪的时候，在最开始的时候一般是卫气受伤，此时脉象浮缓，会有自汗症；外感寒邪的时候，在最开始的时候一般是营气受伤，此时脉象浮紧，会有无汗症。因为风的特性是散发的，寒的特性是收敛的，因此虽然都属于表证，但伤风的脉象浮缓而有汗，伤寒的脉象浮紧而无汗。

暑热最容易耗散人的正气，因此虽然身上在发热，但脉象却能见到虚象。湿邪容易闭塞血分，影响血液的运行，因此脉象大多细缓而滞涩。寒邪虽然属阴，但人体受到寒邪的侵害之后，变成热病的时候，如果脉象浮数，就比较正常，因为这是符合阳证阳脉（脉证相符）的原则的；如果脉象沉、微、涩、小，就是邪热有余、正气大伤的表现，因为这是阳证见阴脉，不符合脉证相符的原则。脉证相反的病变是比较复杂的，治疗过程很难顺利。

凡是外感疾病，出汗之后，热退身凉，脉象平静的，说明表邪已解，是逐渐恢复的表现。如果在出汗之后，热不仅不退还更加严重了，脉不仅不平静还更加躁急了，说明病情还在继续发展，治疗起来比前者要更加困难。

2. 疟疾、泻痢（下痢）、呕吐（反胃）、霍乱脉证

疟疾

患有疟疾的时候，大都会出现弦脉。但因为疟疾属于寒热不合

导致的病变，在辨认弦脉的时候，首先要分辨是弦而数的，还是弦而迟的？脉象弦而数的疟疾，热邪更盛；脉象弦而迟的疟疾，寒邪更盛。这是疟疾的辨证要点。疟疾多属于邪实证，因此脉象出现弦迟、弦数一类的实脉时，是脉证相符的。但如果突然出现代脉或我散脉，这是虚极的脉象，证明邪气并未消除但正气已衰。实证而见虚脉，是最不好的征象。

泄泻（下痢）

泄泻，就是腹泻；下痢，就是痢疾。不管是泄泻，还是痢疾，都是胃肠功能先虚损，消化功能失常，然后引发风、湿、寒、热等证。如果脉象沉而小或滑而弱，说明胃肠虚损，是向好的现象；如果脉象实而大或浮而数，甚至高烧不退，说明正衰邪盛，病情还在急剧变化，说明病情还是比较严重的。

呕吐（或反胃）

都是胃气上逆引发的病变，最容易损伤津液。此时，如果脉来浮而滑，说明精气还没有大伤，是向好的现象；如果脉象弦、数、紧、涩，甚至肠结便秘，说明气已大虚、津也枯竭，热邪也没有消退的话，说明病情并不乐观。

霍乱

大多是秽毒传染造成的。如果上吐下泻，发作情况急剧，脉象洪而大，手足温和，是向好的现象。如果偶尔出现歇止的代脉，也只是脾胃功能紊乱、一时之间清浊不分，才干扰到脉气，让脉气不能相继续导致的，不必因此惊讶并疑其为死证。如果四肢厥冷，脉象迟而弱，才是阳气衰竭、寒邪大盛的表现，这不是好现象，说明病情并不乐观。

〔知识小版块〕

痹证

痹，病名，主要是风、寒、湿三种病邪痹着导致的。关节间有游走性疼痛，汗多的，是风痹；关节固定位置疼痛的，是寒痹；肢节发沉，甚至麻木不仁的，是"湿痹"。

第三节　内伤脉证

1. 饮食、劳倦内伤脉证

饮食、劳倦（就是过度劳累）是最常见的内伤疾病，区分清楚是哪一种内伤之后，还要清楚受伤的是在气分，还是血分，是否同时出现痰、火、寒、湿等情况。

因为饮食导致的内伤疾病，主要表现为宿食停滞、不消化，因此"气口"位置会出现急、数（快）而滑的实邪脉象。

因为劳倦引发的内伤疾病，虽然常常虚实互见，但都应该以虚损为主，因此脾脉大多会表现得豁大且虚弱无力。但凡情志干扰、起居失调、饮食不节等导致的劳倦之伤，都会耗损正气，出现乏力少气、懒得说话、动一动就又喘又累，以及表热自汗、心烦不安等症状。

如果气分受损严重，脉象大多会沉而细，只在用力重按的时候才能摸到脉搏的跳动，甚至会可能出现更沉的伏脉，或者弱而涩的脉象——这都说明气分劳伤是时间不仅久，而且病得深。如果血分受损严重，还有出血的情况，就又可能出现芤脉。

这些都属于虚证，但劳倦内伤引发的病变毕竟依旧是有邪实的。比如：

邪火内郁的话，脉象多沉而实；

痰饮内蓄的话，多出现滑脉；

饮食积聚的话，多出现滑脉；

阴火内炽的话，多出现滑脉；

湿邪留滞的话，脉象多软而细；

水饮停留的话，多出现弦象；

阴寒内盛的话，脉象多弦而紧；

外兼风邪的话，脉象多浮而滑；

内兼气滞的话，脉象多沉而滑；

兼有伤食的话，脉象多短而疾（即快）。

以上都是劳倦病变常常伴随的脉证表现。

2. 水肿、胀满脉证

水肿

水肿大多数是水湿阴邪太盛，导致水湿无法正常运行，以致肌肤肿满的病象。水肿病出现更多的是阴邪盛大的沉脉，并且有沉小、沉紧、沉数、沉迟（即诸沉）之分。

水肿并出现浮脉的，多为"气水"或"风水"导致的水肿。气水肿的特点是，皮厚色苍，周身自上而下都肿。风水肿的特点是，面目肿大、骨节疼痛、身体发沉，恶风（怕风）出汗。

水肿病出现沉脉的，多为"阳水"或"阴水"导致的水肿。石水肿的特点是，脐下的小腹位置肿硬如石，扣动有声。里水肿的特点是，面目、周身肿而发黄，小便不利。脉象沉而数的，多是阳水肿病，表现为身肿烦渴、小便赤涩、大便秘结。脉象沉而迟的，多是阴水肿病，表现为周身浮肿、大便稀溏、小便短少。

一般情况下，水肿病以脉象浮而大为好，因为这属于实证实脉，病邪虽然还在，但正气没有衰败，比较容易治疗。但如果脉象虚而小，实证见虚脉，脉证不符，是病邪未去而正气衰败，应该警惕并提起注意。

胀满

胀满，大多是肝气郁而不伸，造成脾胃虚弱，无法运化水谷精微，导致湿浊邪气积聚的结果，所以也称作"脾受肝虐（侵害）"。

既然胀满大多是"肝强脾弱"引发的病变，因此会出现肝强的弦脉。胀满并脉象数而洪的，是湿热内蕴、浊气滞留于胸腹的表现。胀满并脉象迟而弱的，是阳气大虚、阴寒邪气积不散导致的。如果脉象浮而细，大多属于虚胀，会出现小便淡黄、大便溏薄、色泽枯槁、神倦懒言的现象。如果脉象紧而急，大多属于实胀，会出现小便闭塞、大便秘结、胀而坚满、气逆喘促的现象。

胀满之病，一般都是外皮绷急、中空无物。湿浊壅滞而坚硬的实证，称作"中实"。胀满之病，大多"本虚证实"。"本虚"的意思是，胀满之状好像是实证，但大多数都是脾胃虚弱。

如果脉象浮而大，说明病邪虽然并未减退，但正气还是存在的，是可以治疗的情况。如果脉来虚小，是正气衰败，难以抵抗病邪，是非常危险的情况。

3. 火热、骨蒸、劳极脉证

火热

生火热之病的时候，脉象洪而数，热证热脉，脉证相符。很明显，治疗起来比较方便。如果脉象沉而微，就应该考虑这不是实火，怀疑虚热还是假热了。如果脉象散漫无根，更应该考虑是不是虚阳外脱的表现了，如果是那就危险了。

骨蒸

骨骼中有骨髓，是肾中的精气变化而成的。精髓充足，骨骼就强壮；精髓不足，气就反化为热，热邪从骨骼内蒸腾而出，就是骨蒸发热。骨蒸发热，是阴虚阳亢导致的病变，属于虚劳发热的一种。此时肾阴虚损，无法养阳，且阳气亢奋，脉象虚而数（快）——虚是阴亏的表现，数是阳亢的表现。如果发热且脉象涩而小，说明不是普通的阴虚，而是阴精枯竭的表现，精竭而热不止，继续发展就到"阴阳离决，精气乃绝"的地步，会有生命危险。

不管是"五劳"还是"六极"等虚证，都是阴精阳气虚损引发的病变，脉象多为浮而软、微而软等——这些脉象都是说得通的。如果是劳极之病，双手关部都会出现弦脉（即"双弦"）。如果脾胃的机能还极度衰败，是肝阳亢盛损伤脾胃导致的。如果劳极之病的脉象急而数，是阴虚至极、阳亢成火的必然结果。

4. 遗精白浊、消渴（三消）、淋闭、大便燥结脉证

遗精白浊

遗精、白浊基本上大多都属于虚证，因此脉象可能出现微涩而弱的虚脉。遗精并出现阴虚火旺，或白浊见于湿热下注的，就会出现洪而芤或数而软的脉象——"洪""数"是火旺的表现，"芤""软"是因为津液虚竭的表现。

消渴（三消）

消渴有多饮、多食、多尿的"三多"症状，因此又叫三消。渴而多饮，是上消；饥而多食，是中消；饮而多尿，是下消。三消都是燥热太盛导致的。如果脉象浮而大，甚至数而大，说明脉证相符，主生；如果出现细、小、微、涩等种种虚脉，且肌肉已经消瘦到"脱形"的地步，说明精气已经耗散严重了。

淋闭

淋、闭，是排尿困难的两种病变。淋，是小便的时候点滴而出，排泄无法通畅的病症；闭，是小便闭结不通的病症。患有淋病或者闭病，并且鼻头颜色发黄的，是因为脾胃湿热内盛（鼻头为脾所主），因此脉象数而大，这种情况是脉证相符的，并没有什么大碍。相反，如果脉象涩而小，是精血大伤，无法化津化气的重证。

大便燥结

大便燥结不通，应该分析燥热邪气，究竟结在气分，还是结在血分。燥热邪气结在气分的，是阳结，燥热伤津，所以脉象大多数而实；燥热邪气结在血分的，是阴结，津枯不润，因此脉象大多迟而涩。

5. 喉痹、眩晕、头痛、心腹痛、疝痛、腰痛脉证

喉痹

喉痹，意思是喉中闭塞不通，主要症状有咽喉肿痛、面赤腮肿，

有的甚至颈项漫肿，汤水都难以下咽。多数情况是阴火内亢，加外感风寒，在一起发作造成的。脉象见数的，总体来说属于热证；脉象见迟的，说明火被寒郁。缠喉风，是喉痹的一种，主要症状是喉部连项部肿大，项部和喉内都可以看到红肿发炎的现象。喉部发紧、发麻、发痒、痰鸣气壅，手指发青，手心壮热，发热恶寒（怕寒），甚至手足厥冷，多是情志先伤，再感风热邪毒导致的。喉痹急剧发作的时候，病情发展非常迅速，称作"走马喉痹"，大多是肝脾两脏火郁导致的。不管是缠喉风，还是走马喉痹，都是热毒内攻导致的病变。如果脉象微而伏，表明精气枯竭、毒势蔓延，是比较难治的。

眩晕

眩晕，是头目昏眩甚至晕厥的病症。眩晕的致病原因虽然复杂，但一般最常见的是精气虚损、痰火上攻。属痰的，脉象滑而实；属火的，脉象洪而数。左手脉涩的，多为瘀血（即死血）；右手脉象虚而大的，多为气虚。

头痛

患头痛病的人，大多会出现弦脉。但凡疼痛，经脉常常都会变得紧而急，因此脉搏会见弦象。如果头痛，而脉象见浮，大多属于外感风邪，痛的时候有抽掣的感觉，而且恶风（怕风）出汗。如果头痛而脉象见洪，大多属于热病，痛的时候耳和额部都能感到胀痛，不管有汗无汗都恶热（怕热）。如果头痛而脉象见细，大多属于湿病，痛的时候头部会感到沉重，遇到阴雨天会更严重。如果头痛的时候脉象缓而弱，大多属于暑痛，痛的时候感觉空痛、汗出恶热（怕热）。如果头痛而脉象见滑，大多属于痰病，痛的时候昏重而痛、心烦欲吐。如果头痛而脉象弦软，大多属于气虚，痛的时候稍为劳动，就会加重。如果头痛而脉象微涩，大多属于血虚，痛的时候痛连项后发际，而且时常会发生惊惕。如果头痛而脉象弦坚，大多属于肾气厥逆，痛的时候痛连齿根，时发时停，到夜里就会加重，但是恶寒（怕寒）、不恶热（不怕热）。如果头痛而脉象短涩，大多是真头痛，痛的时候连着脑内，且四肢厥冷。

心腹痛

中医里的心腹痛其实主要是指胃脘痛。胃脘在人体的中央，"心"是"中"的意思，因此胃脘痛就是心腹痛。心腹痛有九种：一是饮痛，不仅痛，而且腹鸣，一般会胀满食减，足跗（足背）水肿；二是食痛，痛而痞闷，有吐逆吞酸、嗳腐臭气的症状；三是冷痛，痛而腹冷，痛是刺痛，且四肢清冷；四是热痛，痛而胸热欲呕、心烦而渴、大便秘结；五是气痛，痛而胀满，痛的时候游走不定，时发时停；六是血痛，腹中有积块而痛，痛的时候牵引两胁；七是虫痛，痛的时候腹中呈索状物，痛止即散，甚至会吐出蛔虫或大便中有虫；八是悸痛，痛而脐上悸动，活动的时候就会发作，且头面发赤而下重；九是疰痛，疰痛发作的时候会神昏卒倒、昏愦妄言，甚至出现口噤的情况——疰，灌注，意思是传染，所以感染秽浊恶气的时候，会出现的疼痛就属于疰痛。以上九种心腹痛，如果脉象细而迟，说明正气不足，但病邪并不严重，很快就能痊愈；如果脉象浮而大，不但正气虚衰，病邪也很严重，就会迁延难愈。

疝痛

也叫作气痛，表现为少腹（小腹）急痛、手足厥冷，有时候会痛而牵引睾丸，而且阴囊肿大，痛的时候腹中有积块，积块可上可下。疝痛大多是寒湿郁滞、浊液凝聚并阻塞经脉血络导致的，也有少数是湿热壅遏导致的。这就是"积聚在里"导致的病变。正是经脉拘急不通导致的疼痛，因此疝痛的脉搏，一般也会弦紧急而有力。如果脉象牢而急，表明阴寒实邪在里，应该采用温散寒邪的方法来进行治疗。如果脉象弱中带急，说明阳气大虚、寒湿阴邪又盛，就很难治疗。

腰痛

腰痛的主要原因是肾脏虚损。肾脏虚损，则阳气不充，风、寒、湿、痰等病邪就会乘虚而入，阻滞经络，导致疼痛。腰痛以内伤里证为主，脉象多沉，因为疼痛，又兼有弦脉。如果脉象兼见浮脉，就会痛且左右牵连，脚和膝都强急，属于风邪。如果脉象兼见紧脉，就会痛且足冷背强，还拘急怕冷，属于寒邪。如果脉象兼见弦滑，就会痛且有形，皮肤苍白，属于痰饮。如果脉象兼见软细，就会痛

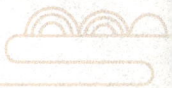

且腰冷发沉，还下肢浮肿，属于"肾着"（肾阳虚，水气闭着不行）腰痛。如果脉象兼见虚大，就会痛且隐隐不甚，还乏力酸软，属于肾虚。如果脉象兼见沉实，就会痛而无法俯仰，屡动摇转侧的，大多属于闪着腰了的外伤。

6. 咳喘脉证

五脏六腑都能让人咳嗽，但"聚于胃，关于肺"对咳嗽最常见的描述。一般情况下，病邪聚于胃，循肺经而上及于肺，然后出现咳嗽的现象。浮脉是肺病最常见的脉象，肺病引起的咳嗽一般都会见浮。

如果咳嗽，但脉来沉小，是肺胃之气大伤的表现；如果咳嗽，但脉象浮而兼紧，说明肺中的邪气还比较重。正气虚，邪气实，不是好的征象。相反，如果脉象浮而软，肺气虽然虚弱，但邪气并不严重，是比较容易治疗的。

如果气上逆但不能降，病情轻的会咳嗽，重的会喘息。如果气喘紧迫，在发作的时候会振动两肩来帮助身体进行呼吸运动，才能维持气息的出入，这种情况叫作"息肩"。如果此时脉象浮而滑，说表明风痰滞于肺，肺气不能下降。风痰一去，就不会再喘息了，此时实证实脉，脉证相符，为顺。如果脉来沉涩而散，说明肺气虚弱已极，阳气大虚，四肢就会失去温养并感到寒冷，就属于比较棘手的逆证。

7. 失血、瘀血脉证

不管是吐血、下血、血崩中的哪一种失血，只要大量出血，都会出现血液虚少导致的芤脉。如果在失血的时候，脉象缓小，这是虚证见虚脉，脉证相符，是向好的病证。如果在失血的时候，脉象数大，表明邪热还在发展，还有可能出血，应该多加注意。

瘀血停蓄在内的时候，如果脉象牢大，是实证见实脉，脉证相符，病情还比较稳定；如果脉象出现沉、小、涩、微等虚象，说明实邪还没有消除，但阳气已经大虚，实证见虚脉，攻补两难，就比较棘手了。

8. 卒中、癫狂、痫脉证

卒中

　　因为病邪伤害忽然暴发疾病的情况，叫作卒中。卒中病最常见的有中风、中痰、中气、尸厥几种不同的类型。

　　中风，多数是气血先虚，然后风邪乘虚伤害人体造成的。如果脉象浮而缓，这里的"浮"虽然是风邪的表现，但"缓"却说明正气还存在，这是脉证相符的脉象。如果脉象坚实而急数，说明病邪太盛，这是中风最忌见到的情况。

　　中痰，多数脉象浮而滑。凡是出现痰涎壅盛、昏迷不省的，就是中痰。

　　中气，属于"尸厥"的一种，脉象多沉而迟，大多是情志损伤、脏气厥逆导致的，一般是猝然昏倒、身冷无痰。

　　尸厥，多数是气血先虚，再受四时不正之气，导致卒然昏厥，口鼻气微，其状如尸，只有脉搏还在跳动。尸厥的脉，大多沉而滑。如果邪气深入五脏，就会身凉肢冷；如果邪气只在六腑，虽然人事不省，但身体还是温暖的。

　　中风、中痰，一般习惯称作"真中风"。中气、尸厥，一般习惯称作"类中风"。不管是真中风，还是类中风，都能让人忽然昏倒、人事不省。不过，"类中风"并不会出现口眼歪斜、偏废、麻木不仁等病症，这些病症只会在"真中风"中出现。

　　一般情况下，因风而伤的脉象，可以汇总为以下四言诀：

<blockquote>

风伤于卫，浮缓有汗。

寒伤于营，浮紧无汗。

暑伤于气，脉虚身热。

湿伤于血，脉缓细涩。

伤寒热病，脉喜浮洪。

沉微涩小，症反必凶。

汗后脉静，身凉则安。

</blockquote>

汗后脉躁，热甚必难。

癫狂

如果是因为痰浊阴邪太重，导致神志不清，发为癫病的，主要表现为语言错乱、哭笑无常。如果是因为火热阳邪太重，煎熬成痰，蒙蔽心窍，导致神志失常，发为狂病的，主要表现为无端怒骂、猖狂躁急。这两种情况，都有实邪存在。假如脉象浮而洪，说明脉证相符，病变相对单纯，治疗比较容易，属于吉兆；假如脉象沉而急，脉证不符，说明病变深入，难以治疗，病情比较凶险。

痫

痫，是心神虚弱又受风痰所扰导致的病变。如果出现虚脉，就只是心气不足，风痰邪气并不是很严重，脉证相符，病情还算稳定；如果脉象实而急数，说明风痰重、邪气盛，这是比较棘手的情况。

9. 痈疽、肺痈肺痿、肠痈脉证

痈疽

痈，是热毒在胃中蕴结，经脉受到热毒的侵袭，血液塞而腐败导致的。发痈的地方，常常高肿、热烫、疼痛，颜色红，皮肤薄润，一般化脓快，收敛也快，属于阳证。疽，是疮毒在脏中蕴结，慢慢侵到肌肉、筋骨等组织，虽然也会腐化为热，但热得不厉害，因此发疽的地方皮厚而坚，但红、肿、热、痛都不算厉害，甚至不会红肿，也不热、不痛，属于阴证。这是区分痈、疽的基本方法。一般情况下，还会把大一些的疮疡称作痈疽，发疮的部位坚硬、疮根深而坚固，外软内坚，平陷，没有脓，大多是因为情志情绪导致内伤，再由湿浊蕴结成毒，经脉凝滞而成。痈疽患者的脉象浮散，发热、恶寒（怕冷），这是刚开始发病时候的症状，如果此时身上有什么位置刺痛，很可能就是痈疽发生的位置。在疮毒开始影响经脉，干扰营气、卫气的运行时，常常会出现表证。如果在痈疽发生之后，发热、肿痛，脉象数，就是属于热邪盛大的阳证；相反，如果在痈疽发生之后，不发热，也不疼痛，脉象也不数，就是属于寒邪盛的阴证。如果痈疽还没有溃脓，脉象洪大，这属于阳证，并且很快就要溃脓了，溃脓之后热毒开始自行消散并且愈合，所以不用担心。如果在痈疽溃脓之后，脉搏仍旧洪大，表明疮毒不仅没有去除，气血还伤了，是比较怕见到的情况。但这也不用害怕，只要及时用清热解毒、托里调中的方法，也能够治愈。

肺痈肺痿

咳喘胸痛、吐浊痰脓血，是肺痈的主要症状，多是痰涎垢腻，蕴结成热，熏灼肺脏导致的。如果痈疡已成，必然热毒内盛，因此寸脉大多数而实。肺痿，大多是因为脾胃津伤，无法荣养肺，导致肺脏逐渐枯燥，出现痰咳喘息、咳声嘶哑、痰不易吐、肌瘦神疲、恶寒潮热等症。肺痿，主要是精气两虚造成的，因此脉象虽然数，却无力。如果肺痈患者面色㿠白，是气血极虚的表现，以脉象短涩为良。如果脉象浮大，表明肺热犹盛，会出现吐如糊粥样浊唾、脓血等症，是病势还在发展的表现。

肠痈

肠内发生痈疡的时候，腹部的固定位置会疼痛，无法转动，按它的时候更疼，还可以触到腹内有硬块，且腹皮发胀、皮肤粗糙枯涩，是湿热或瘀血郁积肠内造成的。如果肠痈热盛，脉象滑数，属于实证。如果不是实热，虽然出现数脉，但大多数而无力，甚至脉象芤虚（特别是关部），说明此时痈疡溃脓、血液耗散。如果出现脉象微涩而紧的情况，脉象微涩虽然属于虚证，但紧脉是湿浊凝滞的表现，因此应该趁它还没有成脓，用温通轻泻的方法下其湿浊。如果出现脉来紧数的情况，说明已经溃脓，只需要运用托里透脓的方法，切记不要再用攻下的药剂，以免溃破穿孔。

10. 脚气、痿病、痹病、疝病脉证

脚气

是寒湿或湿热等侵袭足胫导致的，主要症状表现为从膝到足麻痹冷痛、痿弱挛急，有的发肿，有的不肿，有的下肢肌肉慢慢萎缩枯细，有的甚至从小腿肚就能感觉有气上冲心胸（一般叫作"脚气

攻心"）。在诊脉的时候，有四个不同的方向：脉象迟，是寒湿邪盛的表现；脉象数，是热湿邪盛的表现；脉象浮滑，是风湿邪盛的表现；脉象软细，是湿邪太盛的表现。

痿病

手足痿软无力，关节缓纵，无法自如伸屈，大多是肺胃燥热，精气两伤，导致筋骨、血脉、肌肉等逐渐痿废，丧失正常功能的缘故。痿病的脉象大多微弱而迟缓。痿病的脉象不管涩、紧、细、软出现哪一种，都是精血不足，筋骨、经脉失去濡养的表现。

痹病

先由气血亏损，肌肉松弛，以致风、寒、湿三种病邪壅塞经络，阻碍了气血的运行而成。最常见的症状是：大小关节疼痛，运动障碍，或者某一部分发生麻痹，失去知觉；或者周身有沉重的感觉；或者下肢浮肿，关节奇冷、变形。它的脉象以浮、涩、紧三种最为常见。因涩是气血不足的表现，浮紧是风、寒、湿邪痹着于经脉的反映。风寒湿气，合而为痹。浮涩而紧，三脉乃备。五疸实热，脉必洪数。涩微属虚，切忌发渴。

疸病

又叫"黄疸病"，主要表现为周身皮肤及两眼发黄，大多是因为湿热蕴积，胆汁与胃中的湿浊混合熏蒸郁遏，无法发越导致的病变。这种湿热，属于实邪，因此会出现洪数的实脉。古代医家把疸病分为五类，分别是：

黄疸，皮肤颜色鲜黄，两眼和小便都发黄、发热，这是热盛导致的病变。

酒疸，周身黄，且心烦欲吐、腹胀满、小便不利，这是酒湿毒气郁蒸造成的病变。

谷疸，周身黄，且腹满不欲食，食即头晕，小便不利，这是饮食停滞、胃中浊气郁积导致的病变。

女劳疸，周身黄，且头、额、大便都是黑色，手心足心灼热，晚上的时候热得更明显，这是房事过度，瘀血蓄积导致的病变。

黑疸，周身黄、眼睛青，头面、大便都呈黑色，且心中烦热、肌肉麻痹，大多是酒疸、女劳疸治疗方法错误导致的病变。

上面任何一种疸病。如果脉象涩微，表明精气两虚；如果出现发渴不止，是热邪盛导致精液枯竭，邪盛正衰，表明病变恶化，是最忌讳见到的脉象。

〔知识小版块〕

中　恶

中恶，大多是在病后忽然气绝不省的现象，包括现在所说的"休克""假死"。中恶，并且出现腹胀、脉来紧细的，说明正气虽衰、邪气不盛，比较容易复苏。如果脉来浮大，说明邪气已经深入，是病情比较严重的现象。

立冬

第四章　脉案

　　了解各种脉的脉象、各种疾病的脉象特征之后，诊脉实践才是真正的"练兵"时刻。我们都知道诊察疾病的时候，需要望、闻、问、切四诊合参，四诊结果相符、病理符合逻辑，才断证施治。下面我们整理一些古代和近现代的医案，从其他医家的经验中加强我们对施治过程的感受和了解，避免实践的时候无法分析所诊脉象的情况出现。本章所列脉案，有文言文、白话文、半白话文，为引导大家理解，在每一个脉案下方都加"解读"板块，引导理解。

第一节　外感六邪

风　寒

明代医家薛立斋治疗过一个妇人，这个妇人身体肢节疼痛，无法转侧，并有恶风寒、自汗盗汗、小便短等情况，虽然是夏天却还是不愿意减少衣服，脉象浮紧。这是风寒客于太阳经的症状。(《续名医类案》译白)

解读： 在这个脉案中，脉象浮紧，身体肢节痛且活动受限，汗出、小便少、恶风(寒)，不想减轻衣服等症，说明患者表里阳气皆虚。

风寒感冒

南宋医家许叔微，曾治疗过一个酒客，这个酒客感染风寒，半个月以来倦怠又不想吃饭。睡着之后会发热，周身疼得就像被杖打了一样，微微恶寒(畏寒)，诊脉的时候六脉浮大，按之空豁，这是身体极虚受寒之证。用药升阳透表，发汗如雨，之后就睡得安稳了，各种症状也平息下来。(《张氏医通》译白)

解读： 脉浮，说明是表证；脉浮大而按之空豁，说明正气内虚。治疗的时候，应该以补中益气为主，加葛根升阳透表，加当归养血温经。服用桂枝汤之后，再喝热粥帮助出汗，汗出遍身，温通了体表的气血，寒热自然就解了，周身疼痛的情况也就消除了。病去神安，自然可以安睡了。

风寒郁热

程某，60岁。一天，他忽发寒热，精神疲倦，意识神志比较模糊,但没有出汗。家人好几次问他怎么了,他才勉强说自己感觉心烦、全身疼痛,难以转侧,有人认为这是少阴证,应该马上用姜、附来回阳。家人犹豫不决,请我来给他诊治。我给他诊脉,他的脉象浮而微数,再摸摸他的两足又觉得很热,果断地认为这是大青龙汤证——因为患者恶寒发热、无汗、脉浮而数。虽然精神疲倦又嗜睡,和大青龙汤证的烦躁不得眠有区别,但患者是老年人,嗜睡是精神不支导致的,因此没有出现烦躁的现象,但自己觉得心烦。除了精神疲倦且嗜睡之外,还有身体疼痛、难以转侧的症状,但脉浮而不微细,足胫温而不冷。所以,患者是风寒外束,导致身疼不能转侧;阳热内郁,导致发热而烦。可以用大青龙汤双解表里邪热。(沈炎南《江苏中医》译白)

解读: 大青龙汤证是风寒郁热引发的,这种证候往往因为邪气太盛,受邪所困,出现精神不支等症状。要注意,这里虽然有神疲现象,但尚有烦躁,并不是精神萎靡而无烦躁的情况。患者年迈,虽有神志模糊、身重难以转侧等症,但依旧以心烦、身痛、足胫热、脉浮数为主要判断依据,脉象中"微数"的"微",并不是微脉的意思,而是稍微的意思。

真寒假热

休邑吴文哉,伤寒发躁,面赤足冷,时时索水不能饮,且手扬足掷,难以候脉。五六人制之就诊,则脉大而无伦,按之如丝。余曰:浮大沉小,阴证似阳,谓之阴躁,非附子理中汤不可。伊弟曰休曰:不用柴胡、承气,不用三黄、石膏,反用热剂耶?余曰:内真寒而外假热,服温补犹救十中之七。曰休卜之吉,乃用人参四钱,熟附一钱,白术二钱,干姜一钱,甘草八分,煎成冷服之。甫一时许,而狂躁少定,数剂而神清气爽。(《脉决汇辨·卷九》)

解读: 发躁、面赤、索水、手扬足掷等,是外表假热之象;足冷、索水不能饮,是内部真寒之本质。脉大似实,而按之如无,说明阳气大虚证无疑。

真寒假热

屯院孙潇湘夫人，下痢四十日，口干发热，饮食不进，腹中胀闷，完谷不化，尚有谓其邪热不杀谷者，计服香连、枳壳、豆蔻、厚朴等三十余剂，绝谷五日，命在须臾。迎余诊之，脉大而数，按之如蛛丝，询得腹痛而喜手按，小便清利，此火衰不能生土，内真寒而外假热也。亟煎附子理中汤冰冷与服，一剂而痛止，六剂而热退食进，兼服八味丸二十余日，霍然起矣。(《医宗必读·卷之七》)

解读： 口干、发热、脉数，是外热之假象；完谷不化、脉沉取如蛛丝、腹部喜按、小便清利等，是内里真寒之本质。以"饮食不进"为寒热阻拒之噤口痢，因此以附子理中汤热药冷服。

真寒假热

檇李给谏黄健庵，中风大虚，喘急自汗，得食即吐，脉大且疾，沉之豁然，内有真寒，外有假热，当用理中汤冷饮之。不从，反服清火剂而死。(《里中医案·黄健庵真寒假热》)

解读： "脉大且疾"，说明有外热；"沉之豁然"，说明内有真寒。患者的情况属于感染外邪之后，内虚而无力抵抗，所以出现"外有假热、内有真寒"的现象。治疗的时候，应该先治比较着急的假热，然后再治核心的真寒。

项背强痛

封姓缝匠，病恶寒，遍身无汗，循背脊之筋骨疼痛不能转侧，脉浮紧。余诊之曰：此外邪袭于皮毛，故恶寒无汗，况脉浮紧，证属麻黄，而项背强痛，因邪气已侵及背输经络，比之麻黄证更进一层，宜治以葛根汤。葛根（五钱），麻黄（三钱），桂枝（二钱），白芍（三钱），甘草（二钱），生姜（四片），红枣（四枚）。方意系借葛根之升提，达水液至皮肤，更佐麻黄之力，推运至毛孔之外。两解肌表，虽与桂枝二麻黄一汤同意，而用却不同。服后顷刻，觉背

内微热，再服，背汗遂出，次及周身，安睡一宵，病遂告瘥。（《近代名医医话精华·曹颖甫医话》）

解读： 脉象"浮紧"，说明有表寒；"循背脊之筋骨疼痛不能转侧"，说明外来寒邪已经侵入背输经络。外邪（风、寒、暑、湿、燥、火）侵入人体，是有一定的进程的，我们通过脉象不仅要判断是何种外邪侵犯机体，还应该结合问诊，根据患者的病症表现进一步判断外邪已经侵入到人体的哪个部位、严重程度如何。只有这样，才能真正做到辨证施治。

伤寒，恶热

江应宿治休宁潘桂，年六十余，客淳安，患伤寒，亟买舟归。已十日不更衣，身热如火，目不识人，谵语烦躁，揭衣露体，知恶热也。小便秘涩，腹胀，脉沉滑疾，与大柴胡汤，腹中转矢气，小便通，再与桃仁承气汤，大下黑粪，热退身凉而愈。（《名医类案》）

解读： 略。

伤寒，热结于内

有人病伤寒，心烦喜呕，往来寒热，医以小柴胡与之，不除。予曰：脉洪大而实，热结在里，小柴胡安能去之。仲景云："伤寒十余日，热结在里，复往来寒热者，与大柴胡汤。"三服而病除。大黄荡涤蕴热，伤寒中要药。王叔和云："若不用大黄，恐不名大柴胡，须是酒洗、生用为有力。"（《普济本事方·卷第八》）

解读： "脉弦细"，说明血弱气尽。在这个脉案中，"心烦喜呕，往来寒热"，说明体内正邪纷争，"脉洪大"是热结于内的实脉，因此以泄里热为主。

伤寒，目赤烦渴

东垣治一人，目赤，烦渴引饮，脉息七八至，看似阳热之证。

按之不鼓击。经曰：脉至而从，按之不鼓，诸阳皆然。此阴盛格阳于外，非热也，与姜、附之剂，汗出而愈。(《东垣试效方·卷九》)

解读："脉息七八至"看似是阳热之数脉，但"按之不鼓击"说明这并不是热证，而是阴盛似阳的危证。这种脉证，如果不细心体察，非常容易采用相反的方法进行治疗，最终误治而死。一定要谨慎！

伤寒，头痛恶寒

予友沈镜芙之房客某君，十二月起，即患伤寒。因贫无力延医，延至一月之久。沈先生伤其遇，乃代延余义务诊治。察其脉浮紧，头痛、恶寒，发热不甚，据云初得病时即如是。因予：麻黄(二钱)，桂枝(二钱)，杏仁(三钱)，甘草(一钱)。又因其病久胃气弱也，嘱自加生姜三片，红枣两枚，急煎热服，盖被而卧。果一刻后，其疾若失。按每年冬季气候严寒之日，患伤寒者特多，我率以麻黄汤一剂愈之，谁说江南无正伤寒哉？(《经方实验录·上卷》)

解读：脉象"浮紧"，说明表寒。但因为患者本身正气比较旺，因此会出现与寒邪交争、僵持久战的现象。

伤寒，恶寒发热

一人四月间得伤寒证，恶寒，发大热而渴，舌上白苔。三日前，身脊、百节俱痛，至第四日，惟胁痛而呕，自利。六日来请予治。诊其脉左右手皆弦长而沉实，且数甚。予曰："此本三阳合病，今太阳已罢，而少阳与阳明仍在。"与小柴胡合黄连解毒，服三服，胁痛呕逆皆除，惟热尤甚。九日后，渐加气筑痰响，声如拽锯，出大汗退后而身复热愈甚。法当死。视其面上有红色。洁净而无贼邪之气，言语清亮，问有谵语而不甚含糊。予故不辞去而复与治，用凉膈散倍大黄，服二服，视其所下仍如前，自利清水，其痰气亦不息。与大承气汤合黄连解毒汤、二服，其所下亦如前。予曰："此盖热结不

开而燥屎不来耳。"(《古今医案按》)

解读： 此脉案有辨证不明、治法不精之嫌，放在此权当一个素材来读，不可盲从。

中暑，胸痞颅胀

张路玉治内兄顾九玉，大暑中患胸痞颅胀。脉得虚大而濡，气口独显滑象，此湿热泛滥于膈上也。与清暑益气二剂，颅胀止而胸痞不除。与半夏泻心汤，减炮姜，去大枣，加枳实，一服而愈。(《张氏医通·痞满》)

解读： 脉得虚大而濡，气口独显滑象，说明湿热泛滥于膈上。

伤寒已退，正气未复

丹阳邑侯王维凝，伤寒汗下后时时灼热，医谓汗后不为汗衰，邪气深重，禁其饮食，且予清剂。困倦已极，求治于余。余曰：脉其腹濡，此邪气已尽，正气未复，谷气不加，阳明失养，非病也，饥也。病者不能言，但首肯不已。以糜粥徐徐进之，日进五六次，居五日，弗药而愈。(《里中医案·王维凝伤寒》)

解读： 脉象由大变小，说明邪气衰退，以糜粥充养胃气，就可以自愈了。

春伤于风，夏生飧泄

闽中太学张仲辉，喜欢瓜果，纵饮无度，忽然患大泻之病。先用分利不应。再用燥湿，反而沉困。余见他六脉皆浮，考虑是因为春伤于风，夏生飧泄，不发汗是解不了的。(《里中医案·张仲辉泄泻》译白节选)

解读： 过食瓜果，饮酒无度，必然伤害脾阳，脾虚而不运，当升不升，因此大泻。"六脉皆浮"，应该用解表之法来发汗。但此病并非外感，而是泄泻下趋，治疗的时候应该以麻黄为君发汗为主，并以逆流挽舟之法辅佐参、术，既补脾虚而治本，又升阳。

阴盛格阳，暑月内伤外感

滑伯仁治一妇暑月身冷自汗，口干烦躁，欲卧泥水中，伯仁诊其脉，浮而数，沉之豁然虚散。曰：《素问》云：'脉至而从，按之不鼓，诸阳皆然。'此为阴盛格阳，得之饮食生冷，坐卧风露。"煎真武汤冷饮之，一进汗止，再进烦躁去，三进平复如初。(《名医类案·伤寒》)

解读：脉象"浮而数"，说明表热，但"沉之豁然虚散"，为阴盛阳格之象。结合此时为暑月，加上进一步问诊，可判断为生冷饮食、招风受邪之伤。

第二节　内伤七情

悲伤劳役

马元仪治沈表侄，因悲哀劳役，面色枯白，形体憔悴，右胁有块，凝结作痛，痛则呕，手足厥逆，饮食不思，大便时溏时结，吐出痰饮，动辄盈盆，或一日一发，或间日一发，苦楚万状。诊其脉，左三部弦而劲急，右三部虚微无力。方用附子理中加桂汤，稍安。越三日又发，与前方不应，乃倍加附子，甚安。后复发，前方又不应。因思仲景伤寒治法，有用真武汤一法，原以真火飞越，水气上逆，故用此以复阳收阴，坐镇少阴北方之位。究其功用，全在行水醒脾之妙。今因劳郁所伤，中气损甚，由是所胜之木乘脾，所不胜之水侮之而逆。木横则瘕结作呕，水逆则痰饮泛溢。若非真武，何以摄元阳而镇阴邪耶？遂用此方倍加分量，多用人参，连进三十余剂，呕渐已，痰渐少。令早服八味丸，晚服附桂理中丸调理，诸症悉愈。惟结块不除，则以久积阴寒难解，恐成痼疾也。（《续名医类案·卷十六》）

解读：脉象"左三部弦而劲急"，可见情绪大动，导致气郁不利；脉象"右三部虚微无力"，可见劳郁过度，导致中气耗损过度。再加大便时溏时结、痰饮动辄盈盆，用附子理中汤可补虚回阳、温中散寒，是救急且标本兼治的最佳选择。只是气血大动、正阳消耗过度，最怕久积阴寒，因此控制住症状之后，仍需细心调养，固本培元。

郁怒气滞

先兄念山，谪官浙江按察，郁怒之余，又当盛夏，小便不通，气高而喘。以自知医，频服胃苓汤四帖不效。余曰：六脉且大且结，此气滞也。但用盐炒枳壳八钱、木通三钱、生姜五片，急火煎服，一剂稍通，四剂霍然矣。(《医宗必读·卷之八》)

解读：郁怒之余，六脉见结，属于气滞——上为气喘，下为尿闭。治疗的时候，以理气为重。

蓄血胁痛

江右太学李明奇，素雄壮，忽患左胁痛，手不可近，用左金丸、泻肝汤。至月余痛处渐大，右胁亦痛，不能行动，神气如痴，惚惚若有所失，面色黄，两关脉促，此蓄血已深，非快剂不下也。用桃仁承气汤，一服不动。再加干漆、生大黄五钱，下血块十余枚，痛未全减，又下数枚如鸡子大者，痛遂止，神乃爽然。唯见困倦，先与独参汤，再用八珍汤调理三月而康。(《增补颐生微论·卷之四》)

解读：身体健壮，忽然胁痛不可近，一般都是情志等导致的病变。脉促，说明正邪交争。最开始的时候，病在气，时间长了病即入血，蓄血不去，所以才痛。治疗的时候，先用攻血剂散血，再用扶正之剂来善后调理。

年老，忧思，暑浴

邑宰夏仪仲太夫人，年巳八秩（十年为一秩。八秩，即八十岁）。戊寅新夏，仪仲远任闽邑，忧思不已，偶因暑浴，遂患发热头痛。医者以为伤寒，禁其食而肆行解散，越三日气高而喘，汗出如洗，昏冒发厥，业已治凶事，始问治于余。余诊其脉，大而无力，乃为之辨曰：外感发热，手背为甚；内伤发热，手心为甚。外感头痛，常痛不休；内伤头痛，时作时止。今头痛无定而手背不热，实与虚也，与外邪无涉。既进食补中，犹惧或失之，反禁食攻表，安得不败乎？遂用人参、黄芪各五钱，白术、半夏各二钱，橘红一钱，甘草六分。原医者为之咻曰：喘为气逆，此药到咽，即不可救。举家惊疑不决，余百口陈辨，甫投一剂，喘汗减半，更倍用参、术二剂，症减七八，惟饮食不进耳。余曰：火衰不能生土，但于原方加附子一钱五分，干姜一钱。十剂而食进，调理三月，计用参二斤而安。（《续名医类案·内伤》）

解读： 脉大而无力，为劳。

多郁多思，脾肺气虚

延平太守唐东瀛，多郁多思，又为府事劳神，昏冒痰壅，口喁语涩，四肢不随，时欲悲泣，脉大而软，此脾肺气虚，风在经络。余以补中益气去黄芪，加秦艽、防风、天麻、半夏，十剂证减二三，更加竹沥、姜汁，倍用人参，兼与八味丸，两月乃愈。（《医宗必读·卷之六》）

解读： 郁思劳神，必定伤正。脉大而软，软而少力，说明气虚。

寸口独沉，久积痰水

一个妇女，年少的时候，大哭完后，吃了冰水后困卧，导致水停心下，逐渐痛闷，一直以为是冷积，于是用温热之剂来进行治疗，并禁止吃冷的东西，一闻到茶气，病就在体内发作。数年以来，一直用艾灸来治疗，艾灸出来的疮孔都有数千之多。十多年后，该妇女小大便秘、两目昏沉，积水更严重并流于两胁（水癖、支饮）。每个月都发病五次，发病的时候，按心腹有水声和硬结，手靠近一按就难受，严重的时候难受欲死，反复发作"已二十余年"。诊脉之后，发现寸口独沉而迟，说明胸中有痰。先用瓜蒂散涌痰五七升，没几天再越痰水及斗，又过了几天上涌痰水数升。三涌三下，汗如水者三，积痰尽去。以流湿饮调之，月余就好了癒。（《续名医类案》译白）

解读： 这个脉案中的病因清晰明了，但病程久，病情严重。脉象"寸口独沉而迟"："寸口"，说明病位在上焦；"沉而迟"，说明冷结。配合问诊和指诊，说明患者胸腹有久积之痰，因此用上吐、下泄、外散三种途径同时来解决问题是比较合适的。

盛怒得食，忽然晕倒

太史杨方壶夫人，忽然晕倒。医以中风之药治之，不效，迎李士材诊之。左关弦急，右关滑大而芤。本因元气不足，又因怒后食停。乃进理气消食药，解黑屎数枚。急改用六君子加姜汁，服四剂而后晕止。更以人参五钱，芪、术、半夏各三钱，茯苓、归身各二钱，加减调理，两月即愈。此名虚中，亦兼食中。

解读： 从脉象来看，肝强脾弱。盛怒，食物进去之后，无法消化，积成宿食。"无痰不作眩"，因此补虚的同时要辛散痰饮。

多郁暴怒，吐血倦怠

尚宝卿须日华，林下多郁，且有暴怒，吐血甚多，倦怠异常，余以六君子，纳参一两，干姜一钱，木香八分，四日而血止。后因怒气，血复大作。余曰：先与平肝，继当大补，然夏得秋脉，所谓早见非时之脉，当其时不能再见矣。果如期而殁。(《医宗必读》)

解读： 夏得秋脉，乃非时之脉。

怒后蓄血，经年吐血

大宗伯董玄宰，乙卯春有少妾吐血蒸嗽，先用清火，继用补中，俱不见效，迎余治之。余曰：两尺沉实，少腹按之必痛，询之果然。此怒后蓄血，经年弗效，乃为蒸热，热甚而吐血，阴伤之甚也。乃与四物汤加郁金、桃仁、穿山甲、大黄少许，下黑血升余，少腹痛仍在，更以前药加大黄三钱，煎服，又下黑血块及如桃胶蚬肉者三四升，腹痛乃止。虚倦异常，与独参汤与之，三日而热减六七，服十全大补汤百余日，而康复如常。(《医宗必读·卷之一》)

解读： 蓄血经年，两尺沉实，应该先攻后补。

劳神太过，虚烦头痛

顾淡之，劳神之后，燥热异甚，头角掣痛，时作时止。医禁其食而解表，越四日而热不衰，议将攻内。余细视之，脉不浮紧，安得表耶？又不沉实，安得里耶？只有少阴大而无力，为劳神太过，乃虚烦类伤寒也。若禁饮食则病深矣，先饮糜粥，用大剂归脾汤，十日而瘥。（《医宗必读·卷之五》）

解读：从证候上看，患者似患伤寒之证，但"脉不浮紧"，说明没有表邪，脉也"不沉实"，说明内里相安。但"少阴（心经、肾经）脉大而无力"，结合问诊可判断是"劳神太过"导致的虚烦类伤害，治疗应以补益心脾为主来固本，然后用粥饮进行食疗补养。

劳伤心脾，吐血伤阴

刑部主政唐名必，劳心太过，因食海鲜吐血，有痰喉间如鲠，日晡烦热，喜其六脉不数，惟左寸涩而细，右关大而软，思虑伤心脾也。以归脾汤大料加丹参、丹皮、麦门冬、生地黄，二十余剂而证减六七，兼服六味丸三月，遂不复发。（《医宗必读·卷之六》）

解读：涩脉，迟细而短，不流利、不爽快。患者左寸涩，说明劳伤心神，心血也因消耗而虚少，思虑既伤心与脾。右关大而软，"脉大为劳"。治疗的时候才会以重剂归脾汤补益心脾。患者不仅气虚，还有阴血不足的情况，所以随后要"兼服六味丸"。

劳心伤脾，心口痛不能食

生公在南都应试时，八月初五，心口甚痛，至不能饮食。余诊之，寸口涩而软，与大剂归脾汤，加人参三钱、官桂一钱。生公云：痛而骤补，实所不敢，得无与场期碍乎？余曰：第能信而服之，可以无碍，恐反投破气之药，其碍也必矣。随服之，不逾时而痛减，更进一剂，连饮独参汤二日而愈，场事获竣。（《医宗必读·卷之八》）

第四章 脉案

解读：脉象"寸口涩而软"，"寸口"说明病位在上焦，脉"涩而软"说明精亏血少，且无力而软。患者"心口痛"，是劳心伤脾，脾营不足，心得不到荣养的缘故，这与"精亏血少"而"涩"的脉象也是相符的。而脾主运化，脾失健运，饮食自然会受影响了。

忧愤经旬，肾肝伏热

文学俞玄倩，忧愤经旬，忽然小便不禁，医皆以固脬补肾之剂投之，凡一月而转甚。余谓之曰：六脉举之则软，按之则坚，此肾肝之阴有伏热也。用牡丹皮、白茯苓各二钱，苦参八分，甘草梢六分，黄连一钱，煎成，调黄鸡肠与服，六剂而安矣。适有吴门医者云：既愈当大补之。数日后仍复不禁，再来求治。余曰：肝家素有郁热，得温补而转炽，遂以龙胆泻肝汤加黄鸡肠服之，四剂即止，更以四君子加黄连、山栀，一月而愈。（《医宗必读·卷之九》）

解读："六脉举之则软，按之则坚"，属于肾肝之阴有伏热的证候。患者的疾病基本上是忧愤的情绪，导致肝失疏泄，伏热于肝肾。治疗的时候应该先泻肝热，再转而温补。

忧思劳役，阳气衰微

罗谦甫治真定府武德卿，年四十六岁，因忧思劳役，饮食失宜，病四肢体冷，口鼻气亦冷，额上冷汗出，时发昏愦，六脉如蛛丝。……遂以理中汤，加黑附子，每服五钱，多用葱白煎羊肉汤，取清汁一大盏，调服之。至夕，四肢渐温，汗出少，夜深再服。翌日，精神出，六脉生，数服而愈。（《卫生宝鉴·卷六》）

解读："六脉如蛛丝"，阳气极度衰微，所以以附子理中汤来温补脾胃，再多用葱白煎羊肉汤来进一步温通、温养。

邪淫欲火郁滞，下疳

一童子十五岁，玉茎肿痛，外皮浮肿，比平常粗大一倍。他医治之以解毒清肝等药，愈肿愈痛。予视之，亦用泻火清热渗湿等剂，俱不见效，诊之脉细数而无力，此中气不足，脾经湿水乘虚流注、停聚不散，当行从治法也。以四物汤合平胃散加木香、熟附子、人参各五分，一服肿痛顿退，又四五服而全消。(《外科正宗·卷之三》)

解读：略。

跌落水中，受惊大热

喻嘉言治袁仲卿子，因捉彭蜞，仆水中，家人救出，少顷，大热呻吟。或与镇惊清热丸散，二日，遂昏迷不醒，胸高三寸，颈软头倾，气垂绝无生理矣。诊其脉，止存蛛丝，过指全无。以汤二匙入口，微有吞意。曰：外症之重不足惧，但脉已无根，不可救也。一医云：鼻如烟煤，肺气已绝，纵有神丹，亦将奈何。因思此儿受症，何至此极？请主人及客稍远，待某一人独坐静筹其故。(病危之家，亲朋满座，议论纷纭，徒乱人意，不可不知) 良久曰：得之矣，凡惊风一症，乃前人凿空妄谈，后之小儿受其害者，不知凡几。昔与幼科争论，殊无证据。后见方中行《伤寒条辨》后附《痉书》一册，颇言其事，始知昔贤先得我心。如此症，因惊而得，其实跌仆水中，感冷湿之气，为外感发热之病，其食物在胃中者，因而不化，当比夹食伤寒例，用五积散治之。

医者不明，以金石冷药镇坠，外邪深入脏腑，神识因而不清。其食停胃中者，得寒凉而不运。所进之药，皆在胃口之上，不能透入，(何以上云镇坠深入脏腑？) 转积转多，以致胸高而突。宜以理中汤，运转前药，倘得症减脉出，再从伤寒门用药，尚有生理。或谓鼻如烟煤，肺气已绝，而用理中，得无重其绝乎？曰：所以独坐沉思者，正为此耳。盖烟煤不过大肠燥结之征，若果肺绝，当汗出大喘，何得身热无汗？又何得胸高而气不逼，且鼻准有微润耶？此所以望其生也。遂以理中汤一盏，灌入口中，大爆一口，前药一齐俱出，胸突顿平，颈亦稍硬。但脉仍不出，人亦不苏，此食尚未动，关窍阻塞之故。再灌前汤些少，热渐退，症渐减，乃从伤寒下例，以元明粉一味，化水连灌三次。是夜，下黑矢甚多。次早，忽然一声云：我要酒吃。此后尚不知人事，以生津药频灌，一日而苏。（雄按：此用理中，必加枳实，所云镇坠之药，性皆重降，药虽停于胃口，邪则不能外解而深入矣）龚子才治一小儿，八岁，患伤寒，头痛身疼，发热口干，面赤无汗。或以伤寒治之不效。已旬日，与龙脑安神丸，一服其汗如雨，即安。（《续名医类案·卷二十八》）

解读： 脉理精微，但不可脱离具体病情而论脉。

怒火久伏，火郁不寐

新安吴修予令侄，烦躁发热，肌体骨立，三年在床，目不得暝。余诊其肝脉沉而坚，此怒火久伏，木郁宜达也。以柴胡五钱，白芍、丹皮、栀子各三钱，甘草、桂枝各五分。日晡方进剂，未抵暮而熟寐，至明午未觉，举家惊疑。余曰：卧则魂归于肝。三岁不归，疲劳已极，譬如久热得凉，乐而忘返，毋庸虑也。至夜分方醒，喜不自禁，愈。（《里中医案·吴修予令倒不寐》）

解读： 伏脉，比沉脉更沉的脉。伏脉，分为火郁的伏和阳虚的伏，区分的管事是坚实有力与否。火邪内郁，不得发越。在这个脉案中，肝脉沉而坚，为怒火久伏，木郁宜达。

第三节 饮食、酒色、劳倦

虚 劳

薛己治一儒者失于调养，饮食难化，胸膈不利，或用行气消导药，咳嗽喘促；服行气化痰药，肚腹渐胀；服行气分利药，睡卧不能，两足浮肿，小便不利，大便不实，脉浮大，按之微细，两寸皆短。此脾肾亏损，朝用补中益气加姜、附，夕用金匮肾气丸加骨脂、肉果，各数剂，诸症渐愈。再佐以八味丸，两月乃能步履，却服补中、八味，半载而康。（《内科摘要·卷下》）

解读： 这个脉案属于脾虚，误治之后导致脾气更虚，土不生金而喘咳，再误治之后虚极及肾。其中，"脉大"是假象，"按之微细"反映的才是真正的病情。宜在上午阳气比较旺盛的时候用补中益气汤补已虚之阳气，在傍晚的时候用肾气丸阴阳并补，以便阳入于阴。

虚劳危症

邵武邑宰何金阳令郎，久困虚劳，已濒于危，数千里招余。其脉大而数，按之极软，此中气积虚，反为凉剂所苦耳。乃以归脾汤入桂一钱，人参五钱，当晚得熟寐。二十日而汗敛精藏。更以还少丹与补中益气间服，数月而康。（《里中医案·何金阳令郎》）

解读： 不能一看见数脉就按照热证来治疗，应该辨明虚实、寒热，再辨证治疗。

劳倦发热

一人年四十五，正月间，路途跋涉劳倦，发热，身体略痛而头不痛。自以为外感，而用九味羌活汤，三帖汗出热不退。前后又服小柴胡汤五六帖，热愈甚。经八日，延虞诊视，至卧榻前，见煎成汤饮一盏在案，问之，乃大承气汤，将欲饮，切其脉，右三部浮洪，略弦而无力。左三部略小，而亦浮软不足。虞曰："汝几自杀，此内伤虚证，服此药大下，必死。"伊曰："我平生元气颇实，素无虚损证，明是外感无疑也。"虞曰："将欲作阳明内实治而下之欤！脉既不沉实，又无舌干、潮热、谵语等症；将欲作太阳表实治而汗与欤！脉虽浮洪而且虚，又无头痛脊强等症；今经八日，非表非里，汝欲作何经而治之乎？"伊则唯唯不语。乃用补中益气汤加附子大剂与之，是夜连进二服，天明往诊，脉略平和。伊言尚未服，仍谓前效，欲易外感退热之药。虞曰："前药再饮二服不效当罪我。"又如前二服，脉证俱减半。伊始曰："我几误矣。"去附子，再煎二服与之，热退气和而愈。但体犹困倦如前，服前药二十余帖，始得强健。(《名医类案·卷二》)

解读： 患者因为劳倦而发热，脉象看起来是实的，但本质为虚。

过劳体虚，又伤生冷

至元己巳六月，罗住夏于上都。金事董彦诚，年逾四旬，因劳役过甚，烦渴不止，极饮潼乳，又伤冷物，遂自利、肠鸣、腹痛、四肢逆冷、汗自出，口鼻气亦冷，六脉如蛛丝，时发昏愦。众医议之，以葱熨脐下，又以四逆汤五两，生姜二十片，连须葱白九茎，水三升，煮至一升，去渣凉服，至夜半，气温身热，思粥饮，至天明而愈。《玉机真脏论》云："脉细、皮寒、气少、泄利、饮食不入，此谓五虚，死。浆粥入胃，则虚者活。"信哉？(《卫生宝鉴·卷六》)

解读： 略。

劳役过度，饮食失节

罗谦甫治廉台王千户，年四十五，领兵镇涟水，此地卑湿，因

劳役过度，饮食失节，至秋深，疟痢并作，月余不愈，饮食全减，形羸瘦，仲冬舁疾归。罗诊脉弦细而微如蛛丝，身体沉重（湿也），手足寒逆（寒也），时复麻木，皮肤痂疥如疠之状，无力以动，心腹痞满，呕逆不止，此皆寒湿为病，久淹（断之寒湿妙，宜细玩之），真气衰弱，形气不足，病气亦不足。《针经》云："阴阳皆不足也，针所不为，灸之则宜。"《内经》曰："损者益之，劳者温之。"《十剂》云："补可去弱。"先以理中汤加附子，温养脾胃散寒湿；涩可去脱，养脏汤加附子，固肠胃，止泻痢，仍灸诸穴以并除之。经云"府会太仓（即中脘也）"，先灸五七壮，以温养脾胃之气，进美饮食；次灸气海百壮，生发元气以荣百脉，充实肌肉；复灸足三里（胃之合也），三七壮，引阳气下交阴分，亦助胃气后灸阳辅（足少阳胆穴）二七壮，接阳气，令足胫温暖，散清湿之邪。迨月余，病气去，神完如初。（《卫生宝鉴·卷十六》）

解读："脉弦细而微，如蛛丝"，说明真气衰弱，加上患者"身体沉重""手足寒逆""时复麻痹"，可判断为寒湿为病。因此用补益的方法来扶正，用艾灸的方法来温养阳气。

脾虚湿痰，酒后更伤

浦东施元廓，剧饮后忽发嘈杂，似痛非痛，似饥非饥。或曰痰因火动，治之以芩、连、花粉、贝母、瓜蒌，剂盈百矣，而病犹是也。余为诊之，满指而缓且软，是脾家湿痰，非肺家燥痰也。贝母、瓜蒌何缘下乎？是虚气为尊，非实火为祟也。芩、连、花粉安敢用乎？为处六君汤，加苍术以胜湿，加姜汁以行痰。越半月不复来招，余意其更医矣。比使者至，遗手启云：弟为酒误，酿此奇疴，他人历岁月无功，仁兄以一七立起，不十日而尽扫病。夫形景何幸如之，何感如之！业已改煎作丸，兹且朝夕服矣。以其神效，遂不敢易丝毫耳。（《里中医案·施元廓饮后嘈杂》）

解读：脉象"满指而缓且软"，属于脾湿不运化而痰生导致的，并不是肺热生痰导致的。患者脾气本虚，饮酒更伤脾，导致脾失去运化水湿气的能力，出现阴遏阳气、湿痰内生，所以先用六君子汤益气健脾、运化痰湿，然后再改煎为丸，慢慢补脾固本。

先伤于食，又重感于邪

沈明生治叶惟和室，月夜探亲，其母留之食，时春寒犹峭，归途即觉肌寒憷憷。次早复当窗梳栉，重感于邪，无热恶寒，胸膈填闷。一医见其肌表无热，竟作食伤太阴主治，遽用大黄下之，不特不更衣，反致水道闭涩。尤可异者，白物腥秽如膏淋之状，从大肠来，绵绵不绝，渐至肌体萎弱，骨立难支。诊之，脉沉而涩，虚寒可知，计唯有温中益元之法。然虑大便尚结，小水未行，或有增满之患。遂先用五苓散倍加肉桂，一服而水道果通，再服而宿垢并下。嗣用附子理中汤三四剂，后白物渐止。更以十全大补，调理一月而安。夫白淫白沃，载在灵兰之典，皆指前窍中来，今乃转移于后，何也？盖此病始终是一寒证，初因食在胃脘之上，火衰不能熟腐，而反下之太早，则有形之物不能即降，而无形之寒抑遏于阑门之际，遂致清浊混淆，涓涓不息，似乎淋带，而实非淋带也。今先以五苓分利阴阳，而倍肉桂，使寒随溺泄，上下宣通。继以理中之剂，撤其余邪，鼓其阳气，令脾土湿燥，而浊流有制，宜其效如桴鼓也。夫始用行大便之药，大便不行，并致小便赤涩。今用利小便之药，小便即利，并致大便亦通，其得失为何如哉。（《续名医类案·卷二十三》）

解读："脉沉而涩"，可见虚寒。患者先伤于食，又重感于外邪，抓住这一点辨证施治即可。

中气本弱，寒凉伤胃

屯院孙潇湘，夏月食瓜果过多，得食辄呕，十日弗止，举家惊惶，千里迎余，比至，暑中已二十日矣。困顿床褥，手足如冰。李（李士材）曰：两尺按之有神，胃气缕缕不绝，只因中气本弱，复为

寒冷所伤耳。遂用红豆丸，连进三服，至明日便能食粥，兼与理中汤加丁香、沉香，旬日之间，饮食如常。（《医宗必读·卷之十》）

解读：脉象"两尺按之有神"，"有神"说明胃气尚存，根本未绝，只是因为中气比较虚弱，又吃冷食，才受了寒。

幼儿不知饥饱而伤食

嘉言治叶氏幼男病痢，噤口发热，呕哕连声。诊其关脉，上涌而无根。再诊其足脉，亦上涌而无根。曰："此作噤口痢症，乃胃气将绝之症也。噤口痢者，虚热在胃，壅遏不宣，故不思食，治宜补虚清热两法。此因苦寒之药所伤，不能容食，唯有温补一法而已。"以理中汤连进二剂，不一时，下十余行。叶恐误，求更方。喻曰："吾意在先救胃气之绝，原不治痢。即治痢，人之大小肠，盘叠腹中甚远，虽神丹不能遽变其屎，今借药力催之速下，正为美事，焉可疑之？"遂与前药连服二日，人事大转，思食不哕。四日后，只便糟粕（意指大便恢复正常），以补中益气调理旬日痊愈。此可见小儿之痢，纵啖伤胃者多，内有积热者少，尤不宜用痢疾门中通套治法也。（《寓意草·卷二》）

解读：关脉"上涌而无根"，足脉"亦上涌而无根"，说明根之胃气将绝。在此脉象下。患者噤口且痢，说明虚热在胃，但胃气将绝，此时如果急于用寒凉之药清热，反而会加速胃气的断绝之势，对小儿伤食于胃更是如此。比较可行的办法，就是先温补来救助胃气，再行清热。

嗜酒湿热下注

武科张宁之，禀质素强，纵饮无度，忽小便毕，有白精数点，自以为有余之疾，不宜医治。经三月以来，虽不小便，时有精出，觉头目眩晕。医者以固精涩脱之剂，治疗两月，并不见功。迎余治之。但见六脉滑大，此因酒味湿热下干精脏。遂以白术、茯苓、橘

红、甘草、干葛、白蔻，加黄柏少许，两剂后即效，不十日而康复如常。（《里中医案·张宁之精漏》）

解读： 六脉滑大，属于实脉。该患者为嗜酒过度，湿热下注，干扰精室，遗精时出。治疗的时候首先应该戒除病因，限制饮酒，然后再健脾祛湿、佐以清热，把遗精的根源去除掉。

酒色犯胃伤肾

施沛然治吕孝廉沈仆，患惊悸三月，闻响则甚，遇夜则恐，恐甚则上屋逾垣，旋食旋饥，日啖饭无算。或谓心偏失神，用补心汤益甚。脉之，右关洪数无伦，两尺浮大，按之极濡。病得于酒且内。肾水枯竭，客热犯胃。经云："肾主恐。"又曰："胃热亦令人恐。"又曰："消谷则令人饥。"又曰："足阳明病，闻木音则惕然而惊，甚则逾垣上屋。此病在胃与肾脾。心属火，是脾之母，补心则胃益实，火盛则水益涸，故药之而病反甚也。但病本在肾，而标在胃也。先治其标，用泻黄散，后治其本，用肾气丸。一病而寒热并用，补泻兼施。第服泻黄散三日，当不饥矣，服肾气丸十日，当不恐矣。"已而果然。（《续名医类案》）

解读： "右关洪数无伦"，说明胃热；"两尺浮大，按之极濡"，说明肾虚阳浮。根据问诊，嗜酒导致胃热，房劳而伤肾精。治疗的时候，应该泻胃火，补肾虚，并引火归原。

房事伤及肾气

夹阴伤寒，先因欲事（房事），后感寒邪，阳衰阴盛，大脉沉伏，小腹绞痛，四肢逆冷，呕吐清水，不假此药，无以回阳。人参、干姜（炮）各一两，生附子一枚（破作八片）。水四升半，煎一升，顿服，脉出身温即愈。（《古今医彻·阴症论》）

解读： "六脉沉伏"，寒气深沉在里，又因房事伤及肾气，导致阴盛阳衰。此时需要补助阳气，温经散寒。

暴饮水，腹胀气喘

太学何宗鲁，夏月好饮水。一日大宗师发放，自早起候至未申，为炎威所逼，饮水计十饭碗，归寓便胀闷不能食，越旬日，腹如抱甄，气高而喘。余视之曰，皮薄而光，水停不化也，且六脉坚实，其病暴成，法当利之。遂以舟车丸每服三钱，香薷汤送，再剂而二便涌决如泉，复进一钱五分，腹减如故，用六君子十帖即愈。(《医宗必读·卷之七》)

解读："六脉坚实"，属于实脉，且"其病暴成"，所以在治疗的时候用舟车丸行气逐水。

虚劳入房，败精伤气

翰林李集虚，劳而无度，醉而使内，汗出多痰，服宽膈化痰之药，转觉滞闷诊其脉沉而涩，两尺尤甚，余谓其婿曰，痰得涩脉，一时难愈，况尺中涩甚，精伤之象也在法不治，勉用补中益气加半夏、茯苓，二剂有小效，众皆喜，余曰，涩象不减，脉法无根，死期近矣，果十余日而殁。

解读：本身就虚劳，还不注意养生，醉后行房，伤损真精元气之根本。痰涌如泉，说明肾不纳气，津液上泛。脉沉涩尺甚，是精气伤损的表现。

第四节　妇女、胎产

气虚血崩

汪石山治一妇，年逾四十，形色苍紫，忽病血崩，医者或用凉血，或用止涩，俱罔效。诊之六脉皆沉涩而缓，按之无力，乃胃病非血病也。以脉论之，乃气病、非血病也当用甘温之剂健脾理胃，使胃气上腾，血循经络，则无复崩矣，遂用补中益气多加参、芪，兼服参苓白术散而愈。(《名医类案》)

解读："六脉皆沉涩而缓"，其中脉"缓"乃胃有神之缓，并不主病。在这个脉案中，不可见血治血，应该治病求本，用甘温之法益气，恢复脾的统血功能，血崩的情况自然就没有了。

怀孕受寒

尹闵介眉甥媳，素禀气虚多痰，怀妊三月，因腊月举丧受寒，遂恶寒不食，呕逆清血，腹痛下坠，脉得弦细如丝，按之欲绝。与生料干姜人参半夏丸二服，不应，更与附子理中，加苓、半、肉桂调理而康。门人问曰：尝闻桂、附、半夏，孕妇禁服，而此并行无碍，何也？曰：举世皆以黄芩、白术为安胎圣药，桂、附为陨胎峻剂，孰知反有安胎妙用哉！盖子气之安危，系乎母气之偏胜。若母气多火，得芩、连则安，得桂、附则危；母气多痰，得芩、半则安，得归、地则危；母气多寒，得桂、附则安，得芩、连则危。务在调其偏胜，适其寒温，世未有母气逆而胎得安者，亦未有母气安而胎反堕者。所以《金匮》有怀妊六七月，胎胀腹痛恶寒，少腹如扇。用附子汤温其脏者。然认证不果，不得妄行是法，一有差误，祸不

旋踵，非比芩、术之误，犹可延引时日也。（《张氏医通·卷二》）

解读："素禀气虚多痰"，又在怀孕之后受寒，是体虚怀孕人体后外感之症，再加上脉象显示阳气虚衰，因此以附子理中为主，温补脾肾来治本。

妊娠泄泻肿胀

龙华张介甫之内，怀娠腹胀泄泻，肢体肿重。余谓六脉缓大而软，皆缘以泄伤脾，先止其泻，后补其中，参、术、茯苓、肉果、补骨脂，十剂而泄止。更以补中益气加茯苓、牛膝、车前、泽泻、木香、炮姜，二十剂而肿胀愈。未几生男无所苦，几日进参、术平复。（《里中医案·张介甫之内妊娠泄泻》）

解读：六脉缓大而软，说明脾气虚，这是泄泻伤脾的结果。治疗的时候，应该先补中止泻，再补中渗湿，病愈后再生子。

妇女寒疝

袁某，青年妇女，体甚健，经期准，已育子女三四人矣。一日，少腹大痛，筋脉拘急而未少安，虽按亦不住，服行经调气药不止，迁延十余日，病益增剧，迎余治之。其脉沉紧，头身痛，肢厥冷，时有汗出，舌润，口不渴，吐清水，不发热而恶寒，脐以下痛，痛剧则冷汗出，常觉有冷气向阴户冲出，痛处喜热敷。此由阴气积于内，寒气结搏而不散，脏腑虚弱，风冷邪气相击，则腹痛里急，而成纯阴无阳之寒疝。窃思该妇经期如常，不属血凝气滞，亦非伤冷食积，从其脉紧肢厥而知为表里俱寒，而有类于《金匮》之寒疝……处以乌头桂枝汤，连进两帖，痛减厥回，汗止人安。换方当归四逆加吴茱萸生姜汤，以温通经络，清除余寒，病竟愈。（《近代名医医话精华·赵守真医话》）

解读：疝，痛。寒疝，主要症状是阴寒性腹痛。寒邪痹表，就头身皆痛；寒气内结、阳气不行，就畏寒肢厥、腹痛而不渴，且脉沉而紧，疼痛剧烈就出汗。应该双解表里寒邪，痛减厥回、汗止人安之后再改用当归四逆、吴茱萸生姜汤善后调养。

闭经——既虚且瘀

石某，女，19岁，16岁月经来潮，18岁初月经渐少，后经闭不行，形体日渐消瘦，面色㿠白，饮食减少，精神衰弱，头眩心悸，诸医有从气血虚弱论治，常服八珍、归脾汤；有从虚寒论治，用温经汤等诸药乱投，月经不行，形体更瘦，少腹拘急不舒。脉象迟涩，舌中有紫斑。病久气血内损，治宜补气养血。但月经不行，瘀血内阻，新血不生。因此治当通瘀破瘀。治仿《金匮要略》用大黄䗪虫丸，攻（大黄䗪虫丸）补（圣愈汤）兼施，汤丸并进，久服方能达到气血恢复，月经通行的目的。（张谷才《辽宁中医杂志》，1980）

解读："脉象迟涩"，脉迟为冷，脉涩少血。因虚致瘀之闭经，可以用先攻后补、攻补兼施的方法。大黄䗪虫丸多用于久病正虚、血瘀成块，或久病不解、妇女月经不行等症。

闭经，五劳虚极

王某，女，28岁，未婚。闭经3个月，常感周身乏力，心烦，性情急躁，少腹拘急，大便干结不爽，小便赤黄，口唇干燥，不时舐润。两目暗青，面色不荣，皮肤干燥角化，舌色红绛、无苔、中有裂纹，脉沉。刘渡舟老先生辨其证为血热相搏，日久变成干血内结。应该泻热逐瘀，让患者服用大黄䗪虫丸之后。复诊的时候，月经恢复正常，颜色暗红，其他症状也随之减轻。但舌色依旧然红绛，脉沉而略涩，说明干血尚未尽化，瘀热犹存，仍旧叮嘱患者服用大黄䗪虫丸。等各症状都消除之后，又用"圣愈汤"以善其后。（《刘渡舟临证验案精选》）

解读：三部九候诊脉法中，沉取可以观察有无内伤里证。先是"脉沉"，结合问诊和望诊，诊断为"血热相搏"，导致"干血内结"；

用大黄蟅虫丸泻热逐瘀之后"脉沉而略涩"，脉涩少血，这是因为瘀血内留，时间久了，就会干血内结，导致新血不生，郁久化热，耗伤阴血，因此用"圣愈汤"善后。此脉案属于虚、瘀并存的证候，所以治疗的时候先破血逐瘀，再补虚扶正。

小产失调，内生肠痈

一妇人小产，瘀血未尽，劳动之早，小腹内外肿痛月余，大便秘燥，小便涩滞，口燥咽干，烦闷不睡。内医调理其病日重，偶见问之。予曰：恐内痈也。请视脉数实而有力，此肠痈已成。用薏苡仁汤（薏苡仁、瓜蒌仁各三钱，牡丹皮、桃仁去皮尖各二钱，白芍一钱。水二钟，煎八分，空心服）加大黄一服，下脓数碗，胀痛顿退；外肿坚硬不散，仍作痛，此欲溃脓从外泄也，以十全大补汤，三服脓胀痛而针之；更服八珍汤加牡丹皮、五味子，月余而敛。（《外科正宗·卷之三》）

解读: "脉数实而有力"，气实脉实，脉数而热，综合病人的情况来看，是小产之后没有调养好，导致内生肠痈，因此先攻实，再补虚，同时配合针法透脓。此类病症在古代遇良医可救，否则肠痈穿孔就危险了。

怀孕六月，悲哭动胎

石顽治一妇，怀孕六月，因丧子悲哭动胎，医用黄芩、白术辈安胎药二服不应，改用枳壳、香附、紫苏、砂仁理气，一服胎遂上逼心下，胀闷喘急，口鼻出血。第三日午后来请石顽，薄暮往诊，其脉急疾如狂风骤雨，十余至则不至，顷之复至如前，因谕之曰，此孕本非好胎，安之无益，不若去之，以存母命。因思此胎，必感震气所结，震属木，惟金可制，令以铁斧烈火烧红，醋淬，乘热调芒硝末一两灌之。明日复来请云，夜半果下异胎，下后脉息微和，神思恍惚，所去恶露甚多，又与安神调血之剂，数服而安。（《张氏

医通·卷十》

解读: "其脉疾如狂风骤雨",说明气血产生了极大的动乱;"十余至则不至,顷之复至如前",说明气机阻滞,脉气难以接续。

产后心火浮散

石顽治洋客巴慈明妇,产后眩晕心悸,神魂离散,若失脏腑之状,开眼则遍体麻木,如在云雾之中,必紧闭其目,似觉稍可,昼日烦躁,夜则安静。专事女科者,用四物等血药,则呕逆不食;更一医用姜、附等热药,则躁扰不宁。其脉虚大而数,按之则散,举之应指,此心火浮散之象,因艰产受惊,痰饮乘虚袭入心包络中,留伏膈上,有入无出,所以绵延不已。盖目开则诸窍皆开,痰火堵塞心窍,所以神识无主;目闭则诸窍俱闭,痰火潜伏不行,故得稍安,与东垣所言,合眼则阳气不行之麻木迥殊。况昼甚夜轻,明是上焦阳位之病,与理痰清火之剂,诸证渐宁。然或因惊恚,或因饮食,不时举发,此伏匿膈上之痰,无从搜涤也。乘发时,用独参汤下紫雪开通膈膜,仍与前药,调补半载而康。(《张氏医通·卷六》)

解读: "其脉虚大而数,按之则散",有表无里,虚甚则散;心火浮越,才会"举之应指"。一般,怪病多痰,紫雪属于温病凉开三宝(安宫牛黄丸、紫雪、至宝丹),用此为凉开法。

第五节　虚、寒

虚寒痛证

五家嫂发热烦渴，胸腹痛甚，肢节皆疼，服理气降火和血之药不效。余诊其脉紧而非数，乃中有痼冷也，遂用八味丸料加人参服之，数剂而霍然。（《删补颐生微论·卷之四》）

解读：脉紧，主寒、主痛。寒邪束表、阴寒内盛都会出现脉紧的情况。再这个脉案里还有痛证，又有脉紧，说明内有痼冷，温补脾肾，虚痛可止。

饮食不进，小便不禁

方伯张七泽夫人，患饮食不进，小便不禁。李（李士材）曰：六脉沉迟，水泉不藏，是无火也。投以八味丸料，兼进六君子加益智、肉桂，二剂减，数剂而安。（《里中医案·张七泽夫人小便不禁》）

解读："六脉沉迟"，沉迟冷结，多虚寒为病，因此判断为"水泉不藏"，无火之象。因此治疗的时候，用六君子加益智、肉桂，取其辛温，以温脾、暖肾、固涩，达到脾肾兼补、补火生土的目的。

寒实内结，腹痛

虞恒德治一壮年，寒月入水网鱼，饥甚，遇凉粥食入之，腹大痛，二昼夜不止，医以大黄丸不通，又以承气下粪水而痛愈甚。诊其六脉沉伏而实，面色青黑，此大寒证，而下焦又有燥屎作痛，先与治中汤加丁、附一帖，又灸气海二十一壮，痛减半，继以巴豆、

沉香、木香作丸，如绿豆大，生姜汤下五七丸，下五七次而愈。（《张氏医通·卷五》）

解读： 六脉沉伏而实，乃大寒证，又有燥屎，治疗的时候宜用温下法。

表虚，容易感冒

郡侯陈莲石，易于感冒，得风剂乃安。频发频服，四五年矣。余曰：脉大如波涌，软若羹肥，表虚而玄府不密也。日散其邪，是开门延寇矣。制玉屏风散三斤，剂毕而永不再发。（《里中医案·陈莲石感冒》）

解读： "脉大如波涌，软若羹肥"，说明正气亏虚。正气虚，就容易感冒，这种情况需要慢慢调补。

内伤外感，胃脘痛

孙文垣治张二尹近川，始以内伤外感，服发散消导多剂，致胃脘当心而痛。诊之，六脉皆弦而弱，法当补而敛之。白芍五钱，炙甘草三钱，桂枝一钱五分，香附一钱，大枣三枚，饴糖一合，煎服，一剂而瘳。（《孙文垣医案·三吴治验》）

解读： 患者素有内伤，卒感外邪。治疗的时候，应该扶正祛邪，但因为误用消导，让虚者更虚，才导致胃脘不受荣养而痛。从脉象来看，六脉弦而弱，弦属肝脉，弱属脾脉，肝强脾弱，应该"补而敛之"，补脾胃营气之虚，滋养肝血而收敛肝气。

虚寒，胁痛连腰脊

刘默生治诸葛子立，胁痛连腰脊不能转侧，服六味丸加杜仲、续断，不效。或者以为不能转侧，必因闪挫，与推气散转剧。刘诊之曰：脉得弦细乏力，虚寒可知。与生料八味加茴香，四剂而安。（《张氏医通·卷五》）

解读： 脉弦，主寒主痛；脉细，血少气衰。用八味补水火之根，可以养肝，肝脉就能得血气濡养。再加茴香，辛温、散寒、止痛，可以止胁痛。

脾肾阳虚，食入即吐

太学姚三省，膈噎呕吐（食入即吐），或与清火，或与疏通，或与化痰，或与散郁，居半载而食减。余曰：气口无力，两尺迟难，脾肾交虚之诊也。脾虚则升降失耶，而痰起中焦；肾虚则真火衰微，食难运化。（《删补颐生微论·卷之四》）

解读： 右气口脉鼓动无力，说明脾肺气虚；两尺迟难，说明肾阳不足而真火衰微。以健脾化痰，补肾生火为主。

脾肺气虚，误用苦寒

汪望洋之孙，年方舞象，发热咳嗽，羸弱头眩，二冬二母知柏芩连，不啻百剂，病势转增，余诊其脉，右脉虚弱，乃知脾肺气虚，火不生土之候也。遂用补中益气加五味子、苡仁、姜、桂至三钱，十剂而减，两月乃安。春初又发，令其服补中丸，一年诸证永瘥矣。（《医宗必读·卷之六》）

解读： 在寸关尺的脉诊中，心肝居左、脾肺居右、肾俞命门居两尺部。此处"右脉虚弱"，说明患者脾肺气虚。这个案例属于误治，如果治痨，专以四物加黄柏、知母，是不知道四物皆阴行秋冬之气的缘故。一般情况下，血药常滞，不适合痰多食少的情况；血药常润，用久必定滑肠。

内伤不足，胃脘痛

孟太宗师胃脘痛甚，状若感冒，因而废食。用木香、豆蔻、陈皮、枳壳理气之剂，痛势不减，心脾两部缓而且涩，此内伤不足之候也。法当峻补，而原医者曰：痛无补法，通则不痛矣。宁敢用此反剂耶？余曰：此固正剂也，若再进攻伐之药，请勿复敢见矣。乃进参、芪各三钱，归、术、陈皮各二钱，酸枣仁一钱服之。是夕能食，痛势顿减，调补数日而瘳。(《删补颐生微论·医案论》)

解读：和缓，原本属于健康的脉象。但在这个脉案中，心脾两部的脉象缓而艰涩，可见内伤不足。脾虚，则化源不足，无法荣养于心，心脾之脉缓且涩。胃痛，也是得不到荣养才痛的。有类似感冒的症状，也是营卫内虚不能护外的原因。治疗的时候，应该以益气健脾、养血和营为主来治本，补虚而止痛。

气虚，胸腹痛甚

社友姚元长之内，久患痞积，两年之间，凡攻击之剂无遗用矣，而未尽除，形体尪羸。余闻之而告其友曰：积消其半，不可伐已，但用补汤，元气一复，病祟全祛耳。元长信之，遂作补丸，服毕而痞果全消。逾三年调理失宜，胸腹痛甚，医者以痛无补法，用理气化痰之法，痛不稍衰。余诊之，大而无力，此气虚也，投以归脾汤加人参二钱，其痛立止。(《医宗必读·卷之七》)

解读：脉"大而无力"为虚，且为气虚，可用归脾汤加人参，振脾益气。机体得不到荣养就会疼痛，补虚之后就能止痛。痞积之病，如果攻其邪之后不能痊愈，说明正气已伤，补虚之后才能攻邪。

气虚阴亏，便难噎膈

石顽治沈锡蕃，平昔大便燥结，近患噎膈，不能安谷者月余。虽素禀丰腴，近来面色皎白，大非往昔，时方谷雨，正此证危殆之际，始求治于石顽。诊得六脉沉涩，按久则衰，幸举指即应，为疏六君子汤，下一味狗宝做散调服。甫十剂而呕止食进，再十剂而谷肉（疑有误）渐安，更十剂起居如故。惟是大便尚觉艰难，乃以六味丸去泽泻，加归、芍、首乌做汤，服至月余，便溺自如，秋深更服八味丸三月而康。(《张氏医通·卷四》)

解读："六脉沉涩"，说明病在里而少血，机体内部缺乏荣养；"按久则衰"，说明正气不足；"举指则应"，说明脉气未散，否则沉涩而散便属于逆证了。因此，"六君"补虚治本，"狗宝做散调服"治标。（狗宝是狗胃里的结石，能降逆气、开郁结，解痈疽之毒，主治噎膈反胃。）

气血皆损，两足麻木

文学陆文湖，两足麻木，自服活血之剂不效，改服攻痰之剂又不效，经半载后，两手亦木，左胁下有尺许不知痛痒。李（李士材）曰：此经所谓着痹也。六脉大而无力，气血皆损，用神效黄芪汤，加茯苓、白术、当归、地黄，十剂后小有效，更用十全大补五十余剂始安。（《医宗必读·卷之十》）

解读："六脉大而无力"，说明是虚证。手足麻木，属于着痹。治疗的时候，需要补脾补气，强土（脾）胜湿。

脾肾两虚，年少滑精

太学朱宁侯之子，年十六而精滑，闻女子声即下莫禁，其脉大而无力。此中气虚而下陷，以补中益气汤，倍用升、柴，以六味丸料多加芡实、金樱、五味、人参，服三月而精固。（《里中医案·朱宁侯之子滑精》）

解读："脉大而无力"是气血不足，气不足以推行血脉，因此脉来"无力"，因此需要脾肾并补，达到补中益气的效果。

中阳虚寒，痞胀呕逆

（石顽老人）治家弟曾余，虽列贤书，最留于医理。弟妇郑氏，乃世传女科中山之女，昆弟俱为时医。戊申夏患呕逆，不食者月余。服宽膈理气药二十余剂，几至绝粒，而痞胀异常，邀余诊之。脉得虚大而数。按仲景脉法云：大则为虚，数则为虚。此胃中阳气大虚，而浊阴填塞于膈上也。因取连理汤方，用人参三钱服之。四剂而痞

止食进，后与异功散调理数日而康。(《张氏医通·卷三》)

解读： 虚损之脉，多数而无力。

肾不纳气，咳而上气

文学金伯仓，咳而上气，凡清火润肺、化痰理气之剂，几无遗用，而病不少衰。余诊其肾脉大而软，此气虚火不归元。用人参三钱，煎汤送八味丸五钱，一服而减。后于补中益气汤加桂一钱，附子八分，凡五十剂，用八味丸二斤而瘳。(《医宗必读·卷之九》)

解读： 脉大而软，说明本虚。再加上出现肾脉，说明肾气虚。患者肾不纳气，肺失宣肃，因此咳而上气，既咳又喘也。补脾为主，兼补肾阴肾阳。

肾虚水泛，手足麻痹

吏部少宰蒋恬庵，署礼部时患手足麻痹，目中睹一成两，服补血药不应，改服脾药、痰药，精神困倦。余诊得寸口脉大，两尺独涩。此心肾不交，水泛为痰之故也。乃取地黄丸料作煎剂，倍用泽泻、茯苓，入青盐少许。凡六剂而歧视遂收，乃兼进参芪安神之剂，一月而康复如常。(《里中医案·蒋恬庵歧视，手足麻痹》)

解读： 尺涩，主肾虚；寸口脉大，主水泛于上。用地黄汤，补肾治本。重用泽、苓，渗湿利水。用咸味引药。

肾虚水泛，头痛昏重

少宰蒋恬庵，头痛如破，昏重不宁，风药、血药、痰药，久治无功。李曰：尺微寸滑，肾虚水泛为痰也。地黄四钱，山药、丹皮、泽泻各一钱，茯苓三钱，沉香八分，日服四帖。两日辄减六七，更以七味丸，人参汤送，五日其痛若失。(《医宗必读·卷之八》)

解读： "尺微"则肾虚，"寸滑"则有痰，"尺微寸滑"说明肾虚水泛为痰。在这里，重用地黄是为补肾，用茯苓可以健脾化痰，加沉香可以纳气归肾，以人参汤送服可以起补益脾肾的作用。

阳虚受邪，小儿麻疹

李尝治上海电报局高君之公子，年五龄，身无热，亦不恶寒，二便如常，但欲寐，强呼之醒，与之食，食已，又呼呼睡去。按其脉，微细无力。李曰：此仲景先圣所谓少阴之为病，脉微细，但欲寐也。顾余知治之之方，尚不敢必治之之验，请另乞诊于高明。高君自明西医理，能注射强心针，顾又知强心针仅能取效于一时，非根本之图，强请立方。李不获已，书：熟附片八分净，麻黄一钱，炙甘草一钱与之，又恐其食而不化，略加六神曲、炒麦芽等消食健脾之品。次日复诊，脉略起，睡时略减。当与原方加减。五日，而痧疹出，微汗与俱。疹密布周身，稠逾其他痧孩。痧布达五日之久，而胸闷不除，大热不减，当与麻杏甘石重剂，始获痊愈。一月后，高公子又以微感风寒，复发嗜寐之恙，脉转微细，与前度仿佛。此时，余已成竹在胸，不虞其变，依然以麻黄附子甘草汤轻剂与之，四日而藏。（曹颖甫《经方实验录》1958 年版）

137

解读： 脉象"微细无力"，是气血两虚的脉象，一般容易出现在老年人身上，如果出现在年轻人身上则是反常现象，应该引起注意。在此处，麻黄开肺气，附子强心脏，甘草安脾胃，三者合用能治人虚受邪、力不足以达邪的情况。但凡阳虚受邪，力不足以达邪的情况，不管是老人还是小儿，都可以用麻黄附子甘草汤治疗。

阳气衰微，滑精身糜

文学罗忍庵，精滑经年，膀足肿痛，困顿床席两月余。忽被巨寇火灼之，误以黄柏、并泥傅之，遍身糜烂。医谓火毒入腹，拟用连翘、薄荷等药凉之。余曰：久虚之人脉如蛛丝，气将竭绝，非参、附恐无生理。其弟怒色不允，忍庵信余言，遂煎服而神稍复，肌肤痂脱，用温补二月始安。（《里中医案·罗忍庵滑精》）

解读： "精滑经年"，必然精损及气，属于内虚。"遍身糜烂"，属于外证。久病又脉如蛛丝而近微，说明阳气衰竭，不用大补大温之剂就无法振奋元阳之气，重获生机。

阳气大虚，腹痛身热

一妇年近五十，病腹痛，初从右手指冷起，渐上至头，如冷水浇灌，而腹大痛，痛则遍身大热，热退则痛止，或过食或不食皆痛，每年发一二次，近来二三日一发，远不过三五日，用四物、四君、二陈、七气，皆不应。汪诊之，脉皆微弱，似有似无，或二三至一止，或四五至一止，乃阳气大虚也，用独参五钱，入陈皮七分煎服，十数帖而愈。夫四肢者诸阳之本，头者诸阳之会。经曰：阳虚则恶寒。今指梢冷，逆上至头，则阳虚阴盛可知。阳虚不能健运而痛大作，痛作而复热者，物极则反也；及其阴阳气衰，两不相争，则热歇而痛亦息矣。故以独参汤补之，数年之病遂愈。(《奇症汇·卷之五》)

解读： 微脉极细，似有似无；弱脉细软，至数可辨。脉缓而时一止，为结脉。结而无力，真气衰弱。患者阳气大虚，重用人参大补元气，加陈皮理气，就不会虚不受补了。

亡阳之极，恶寒战栗

一人病恶寒战栗，持捉不定，两手背冷汗浸淫，虽厚衣炽火不能解。撄宁滑，即与真武汤。凡用附六枚。一日，病者忽出，人怪之。病者曰："吾不恶寒，即无事矣。"或以问滑，滑曰："其脉两手皆沉微，余无表里证，此盖体虚受寒，亡阳之极也。初，皮表气隧为寒邪壅遏，阳不得伸而然也。是故血隧热壅，须用硝、黄；气隧寒壅，须用桂、附，阴阳之用不同者，有形无形之异也。"(《伤寒论今释·卷七》)

解读： 略。

真阳欲脱，寒湿霍乱

陈某，50余岁。陡然腹痛，吐泻大作。其子业医，投以藿香正气散，入口即吐，又进丁香、砂仁、柿蒂之属，亦无效。至黄昏时，四肢厥冷，两脚拘急，冷汗淋漓，气息低微，人事昏沉，病势危急，举家仓皇，求治于余。及至，患者面色苍白，两目下陷，皮肤干瘪，气息微弱，观所泄之物如米泔水，无腐秽气，只带腥气，切其脉，细微欲绝。余曰：此阴寒也。真阳欲脱，阴气霍漫，阳光将熄，势已危笃，宜回阳救急，以挽残阳。投大剂四逆汤，当晚连进二剂，冷服。次日复诊：吐痢止，厥回，脉细，改用理中加附子而康。（《湖南省老中医医案选·刘天鉴医案》1980版）

解读：寒湿霍乱大多是饮食不洁、贪凉饮冷、感受寒湿秽气导致的，症状是吐泻汗出、面青目黑、四肢微冷、厥逆或抽筋、脉沉微无力。

精脱气伤，蒸热如沐

石顽治文学褚延嘉，精脱气伤，喘汗蒸热如沐，六脉浮芤，按之乏力，势不得不从事温补，遂猛进黄芪建中，易桂心加人参，数帖而安。因有脚气痼疾，恒服肾气丸不彻，六七年来，宿患未除，坚恳石顽铲绝病根。乃汇取术附、桂附、芪附、参附等法，兼采八风散中菊花，鳖甲汤中鳖甲、贝齿、羚羊、犀角，风引汤中独活、防己，竹沥汤中姜汁、竹沥为丸，共襄祛风逐湿之功，服后必蒸蒸汗出，不终剂而数年之疾顿愈。非深达法存千金妙义，乌能及此？（《张氏医通·卷六》）

解读："六脉浮芤，按之乏力"，是精脱气伤的结果，应该为补气以生血。

中气下陷，发热头痛

楚中中翰秦五梅，发热困倦头痛，以风治转剧。李曰：六脉虚软，中气下陷，阳气不充而头痛，阴气衰少而内热。补中益气加葛根一剂而减，数剂而愈。（《里中医案·秦五梅发热困倦头痛》）

解读：患者发热、困倦、头痛，看似为外感。脉象虚软，说明气虚。

中气虚寒，胃痛

六脉微小，按之痛稍定，知中气虚而火郁为患也。投理中汤，一服随愈。（《医学六要·治法汇》卷五）

解读：六脉微小，胃痛喜按，说明是虚证。

中脏虚寒，腹胀

马元仪治华氏子，患腹胀已三月，形色憔悴，而脉沉微。治者但谓邪气盛，不知其正气虚也。《灵枢》曰："脉之应于寸口，其大坚以涩者，胀也。"《素问》曰："征其脉与色俱夺者，此久病也。"今两脉微弱无神，面色不华，肢体倦怠，其初亦邪正相搏而成。治者但责其实而忘其虚，攻伐过多，始则邪气当之，继乃转伤元气，运化失职，升降不利，热者变寒，实者变虚，而病机迁矣。经曰："足太阴之别，公孙（穴）虚则鼓胀。又胃中寒则满胀。"可见中脏虚寒，亦能成胀，不独实病为然也。治法但用温补之剂，健脾胃，补三焦。然须积久成功，不可欲速，所谓新病可急治，久病宜缓调也。遂恪服加桂理中汤三十余剂，胀渐消，脉渐转，两月后全安。（《续名医类案·卷十三》）

解读：脉象"沉微"，不仅邪气在里，而且正气虚弱；"两脉微弱无神"，是政协相搏之后的结果。此实热症，尽管病邪盛，但不能攻伐过度，以免伤及元气，导致热者变寒、实者变虚。

营卫交虚，痿证

崇明文学倪君俦，四年不能起床，延余航海治之，简其平日所服，寒凉者十六，补肝肾者十三，诊其脉大而无力，此营卫交虚。以十全大补加秦艽、熟附各一钱，朝服之；夕用八味丸加牛膝、杜仲、远志、草薢、虎骨、龟板、黄柏，温酒送七钱，凡三月而机关利。（《医宗必读》）

解读："脉大而无力"为气虚，此处是营卫（营气、卫气）交虚。手足痿软无力，百节缓纵而不收，属于痿证。治疗的时候，早上补益阳气、晚上补益阴精。

正气不足，风邪外袭

顾允谐寒热日作，胸满不舒，自汗不止已数日。或用柴胡、黄芩两解之法不愈。诊其脉，右三部虚微，左三部弦涩。望其色，枯白不泽。脉微为阳微，弦为虚风，由正气不足，虚邪外袭而成寒热，治宜补中益气。即有胸满，亦是阳虚不布，非气实而然也。况自汗者，阳虚不能卫外故也。面色不华者，气血亏损，无以上荣于面也。遂与理中汤理其中气，加桂枝以祛虚邪。后倍加参、附，不数剂而愈。（《续名医类案·卷六》）

解读："右三部虚微"，说明脾虚肺弱；"左三部弦涩"，说明血少且肝受虚风。总体都是正气不足、虚邪外袭的结果，治疗的时候就采用了桂枝人参汤，既能温里，又能解表。

真气不足，内脏亏损

一监生素性急暴，每纵膏粱，因积毒流于大肠，内如针刺，外肛不肿，常欲后重，便则秘结，诊之脉空数而无力，此真气不足，邪火有余，五内亏损证也。后必难瘥，辞不可治。后请别医，用药月余，肛门内腐，败水无禁，复请视之。予曰：决不可疗也。脉来虚数，邪胜正也；手掌不泽，脾气败也；至夜发热，阴虚火旺；败水无禁，幽门已坏；面若涂脂，元气走散；鼻如烟煤，肺气将绝；口干舌燥，肾水已竭，犯此岂有不死之理？患者不服，强用解毒、滋阴药饵，不效而死。（《外科正宗·卷之三》）

解读：脉象"空"而"无力"是真气不足的表现，真气不足而脉"数"说明邪火有余，两种情况聚合可推断内脏已经亏损，病情已比较严重了。

上盛下虚，不信药而殒

正红旗孙兄，粤东转运高公令亲也。高扎云："舍亲孙某，患不起之症，非某不治，亦作善之一端。时因余创育婴局于广省，故云然也。"往诊其脉，空豁恍恍不定，重按无根，神昏谵语，寒热大作，加之咳嗽痰喘，转侧不能寐，昼夜惟伏几呻吟，且胸膈胀闷，足冷恶寒。询之，夏秋积劳，寒暑皆受。一月以前，初感头风身痛，憎寒恶热，咳嗽。或用桔梗、杏仁、干葛、羌活，汗而不解。复用桑皮、前胡、苏子、半夏、贝母、知母、黄芩，亦不应，寒热更甚。又用小柴胡加山栀、元参、薄荷，咳嗽更甚。不知此症，夏秋暑湿风寒，兼感而发，尚未得汗，何能解散？遂用五积散二剂，汗出如淋，咳嗽亦减，可伏枕矣。惟寒热未退，病久元气已亏，气上喘，小便如油短数，其火从下而上，上盛下虚，用《金匮》肾气丸二服，气平便顺。然潮热如故，时有呓语昏冒，午后用参附六君子汤，朝与肾气丸，经月汗止神清。凡用参、附共斤许，又服还少丹加河车、桂、附、鹿胶，及十全大补汤，五十余日，元气始复，饮食如常。此与李别驾同一病形，脉虽少异，一以信药而生，一以不信药而殒。噫！（《续名医类案·卷六》）

解读： 空豁恍恍不定，重按无根，脉象虚大，应该表里兼治。

上盛下虚，孤阳气浮

鲍坤厚病经半月，两寸独鼓，两关尺虚微，头痛如斧劈，汗出不止，谵语神昏。曰："寸大尺小，为上盛下虚之候。况头痛如破者，虚阳上僭也；汗出不止者，虚阳外散也；谵语神昏者，孤阳气浮，神失其守也。非人参、附子，无以追散失之元气；非童便、猪胆、葱白，无以通僭逆之阳气。法当用白通汤以急救之。"时夜半，特宰猪取胆，比药成，牙关紧急，不知人事，乃挖而灌之。黎明，神气渐清，此阳气已渐归原，但欲其深根固蒂，非大剂温补不可，用人参四两，附子二两，肉桂五钱，合附子理中汤法，连投数剂，痛定汗止，调理而安。

（《续名医类案·卷一》）

解读：略。

神倦肢软，腰膝冷痛

徽州太学方鲁儒，精神疲倦，腰膝异痛不可忍。医者皆曰肾主腰膝，乃用桂附之剂，绵延两月，愈觉四肢痿软，腰膝寒冷，遂恣服热药，了无疑惧。比余视之，脉伏于下，极重按之，振指有力。因思阳盛格阴，乃火热过极，反兼胜己之化，欲用苦寒之药，骇而弗从。又半月而寒愈甚，复来求治。余曰：寒势日增，乃热毒愈甚也，小便当赤，必畏沸汤。询之果然，方能信悦。余以黄柏三钱，龙胆草二钱，芩、连、栀子各一钱五分，加生姜七片为之向导，乘热顿饮。移时便觉腰间畅快，三剂而痛若失矣。用人参固本丸，日服二两，一月而痊安。（《删补颐生微论·医案论》）

解读："脉伏于下"，说明病位在里；"极重按之，振指有力"，说明内里阳盛。该患者属于阳盛格阴、热极似阴的情况，病症是不相符的，需要仔细甄别。治疗的时候用苦寒的泻药，用生姜为向导，先除血热，然后固本。

143

肝血虚寒，脾胃伏火

石顽治一薛姓妇，每遇经行，必先作泻二三日。其脉左手关尺弦细如丝，右手关上小駃而滑，服姜、桂、萸、附，则大渴腹痛，泄泻转剧；服芩、泽、车前之属，则目暗如盲。此肝血虚寒，而脾胃有伏火也。俟经将行作泻时，朝用理中加黄连，作汤服五六剂，暮与加减八味加紫石英，作丸常服，不终剂而数年之疾顿除。（《张氏医通·卷十》）

解读："左手关尺弦细如丝"，肝血虚寒；"右手关上小駃而滑"，脾胃伏火。因此在治疗的时候，早上用理中温脾暖肝，加黄连以清伏火，傍晚用八味来补肾养肝。

第四章 脉案

阴尽阳生，尸厥

周某室，38岁。体质素弱，曾患血崩，平日常至余处治疗。此次腹部不舒，就近请某医诊治，服药后腹泻，病即陡变，晕厥，瞑若已死，如是者半日许，其家已备后事，因族人以其身尚微温，拒入殓，且争执不休，周不获已，托其邻居来我处，请往视以解纠纷，当偕往。病人目瞑齿露，死气沉沉，但以手触体，身冷未僵，扪其胸膈，心下微温，恍惚有跳动意，按其寸口，在若有若无间，此为心体未全静止，脉息未全绝之证。族人苦求处方，姑拟参附汤：人参一钱，附子一钱。煎浓汁，以小匙微微灌之，而嘱就榻上加被。越二时许，复来邀诊，见其眼半睁，扪其体微温，按其心部，跳跃较明晰，诊其寸口，脉虽极弱极微，亦较先时明晰。予曰：真怪事，此病可救乎？及予扶其手自肩部向上诊察时，见其欲以手扪头而不能，因问："病人未昏厥时曾云头痛否？"家人曰："痛甚。"因思仲景头痛欲绝者，吴茱萸汤主之。又思前曾患血崩，此次又腹泻，气血不能上达巅顶，宜温宣冲动，因拟吴茱萸汤一方：吴茱萸三钱，人参钱半，生姜三钱，大枣四枚。越日复诊，神识渐清，于前方减吴萸之半，加人参至三钱。一周后病大减，用当归内补建中汤、炙甘草汤等收功。(《冉雪峰医案》)

解读： 患者身冷未僵、心下微温，寸口脉在"若有若无间"，说明脉息并未完全消失。患者先是血崩，继而腹泻，导致阳随液脱，动摇根本，头部失去温养而剧烈疼痛，生阳欲绝而昏厥，因此当下就以参附汤回阳救逆。

当脐切痛

太史焦漪园，当脐切痛，作气食疗之无功。余诊之曰：当脐者，少阴肾之部位也，况脉沉而弱，与气食有何干涉？非徒无益，反害真元。以八味丸料煎饮，不十日而健康如常。(《医宗必读·卷之八》)

解读： "脉沉而弱"，病在里而阳虚，加上"当脐切痛"，判断为少阴肾之虚衰致病。

阳虚脏结

马某,中年人。中秋节前,午餐后因食果饵而引起腹痛,发自两胁,下趋少腹,自申至戌,疼痛如掣,辗转呻吟,举凡内服外敷之药均不应,乃着其兄到舍就诊。见其面色青黄,额上微汗,言而微,呻声已转弱,当由于疼痛过甚所致。手足冰冷,舌白无苔,脉沉微,意其外肾必收缩,探之果然。以三阴经脉相交于腹胁,阳气衰微,阴寒凝聚,厥阴为风木之脏,其势向下,阴筋受凝寒惨栗之殃,此为脏结之危候。仲师谓:"病胁下素有痞,连在脐旁,痛引少腹入阴筋者死。"其阳虚当非一日,舌白已露一斑,果饵之食,特诱因耳。除着其炒老姜、葱头热熨外,即与通脉四逆汤:炮天雄一两,干姜七钱,炙草三钱。嘱其连服两帖。归后拈书复对,《金匮》谓"入腑则生,入脏则死"。入腑入脏为气机转变使然,因无定律,系念不已。越晨,闻敲门之声甚厉,着妇出应,知复邀诊,当下心戚戚,意其病必入脏而成定局,操刀之咎,恐难塞诸人之口。急问其病情何若?对以能睡,病况好转,遽听之下,如释负重。复往诊之,已能起行,只有余痛未泯耳!与真武加龙、牡之轻剂而愈。(《广东中医》1963 年 3 期)

解读:"脉沉微","手足冰冷"、少腹疼痛,判断为阳气衰微、阴寒凝聚。

久患呕吐

兵尊高云圃,久患呕吐,阅医颇众,病竟不减。余诊之曰:气口大而软,此谷气少而药气多也,且多犯辛剂。辛剂:可以治表实,不可以治中虚;可以理气壅,不可以理气弱。投以熟半夏五钱,人参三钱,陈仓米一两,白蜜五匙,甘澜水煎服,二剂减,十剂安。(《医宗必读·卷之十》)

解读:"气口大而软","大"的是药气,"软"的是胃气(即谷气)。患者胃虚久吐,就不能再用辛散之剂来消耗胃气,治疗的时候可用大半夏汤补气益阴来治本,再用半夏止呕来治标。

胸痹虚痛

宋某，胸痛数年，请我为他诊治。诊脉，六脉沉弱，两尺尤甚。我说：这是虚痛，胸中为阳气所居，经云上焦如雾，上天之源在于地下，现在下焦虚寒，两尺沉弱而迟、若有若无，生阳不振，无法化水为气，因此上焦失其如雾之常，虚滞作痛。胸膺为阳位，胸痛多半是心阳不宣，阴邪上犯导致的。脉弦，说明气上抢心，胸中痛，张仲景用栝蒌薤白汤泄其痞满，降其喘逆，以治阴邪有余之证。患者六脉沉弱，无阴邪盛之弦脉，胸膺作痛，说明并非气上撞心。病虽在上焦，但病源在下焦，治的时候宜求之中焦。执中可以运两头，得谷者，后天之谷气充实，先天之精气又足，因此化源有所资生，拟用理中汤加附子，痊愈之后数月不发。次年春季，患者回乡扫墓，因外感牵动又发病，加上体质素弱，真气不能内充，扶之不定，再加上外邪，再治再愈。(《冉雪峰医案》)

解读："两尺"则说明部位在肾俞命门；"沉弱"则虚衰；气血寒则脉"迟"；脉象"若有若无"，说明气血俱虚。因此，"两尺沉弱而迟、若有若无"可判断为生阳不振，无法化水为气，导致阴邪上犯。

小腹连胁痛

京卿胡慕东，少腹作痛，连于两胁，服疏肝之剂，日甚一日，余诊之，左关尺俱沉迟，治以理中汤加吴茱萸。一剂治，十剂起矣。(《医宗必读·卷之八》)

解读：脉象"左关尺俱沉迟"，"左关尺"主肝肾，"沉迟"冷痛。加上"少腹（小腹）作痛，连于两胁"，说明是肝经为病。但只采用疏肝的方法，是找对病位，却没有找对病因，只会让"虚"更"虚"。在这个脉案中，治疗的时候应该温补中阳，才能在温经散寒的同时达到止痛的效果。

痢疾

海宁刑部主政许同生令爱，痢疾腹痛，脉微而软。余曰：此气虚不能运化，其窘迫后重，乃下陷耳。用升阳散火汤一剂，继用补中益气汤，数剂而愈。(《医宗必读·卷之七》)

解读： "脉微而软"，属于虚脉，加上患者痢疾的症状，应改从气虚论治。

心腹痛

同邑社友宋敬夫，患心腹大痛，遂不敢食，服行气、消食、温中诸药不效。诊其左寸（"寸"疑为"关"）滑而急，视其气不能以息，偶得一咳，痛楚难支。余曰：此为心疝无疑，非有食也。亟进米粥，以小茴香、吴茱萸、玄胡索、木通、川楝、甘草煎成，加食盐少许，一剂而痛止，数剂而安。(《删补颐生微论·医案论》)

解读： "左寸（或左关）"，说明病位在心经（或肝经）。根据患者表现出来的症状，"滑而急"的脉象并非积食导致的，而是寒邪侵犯心经导致的心疝之病。所以在治疗的时候，先用温和的米粥养胃，再用暖肝的方法止痛。

高年久痢

石顽治刑部郎中申勖庵高年久痢。色如苋汁。服苓、连、芍药之类二十余剂，渐加呃逆，乃甥王勤中，邀石顽往诊。六脉弦细如丝，惟急进辛温峻补，庶合病情，遂疏理中加丁香、肉桂方。诸医咸谓血痢无用姜、桂、人参之理，迟疑不敢服，仍啜苓、连、芍药，迁延五日，病愈甚而骤然索粥，举家及诸医，皆以能食为庆，复邀石顽相商。而脉至如循刀刃，此中气告竭，求救于食，除中证也。世人但知下痢能食为向愈，曷知其有除中之例乎？因表出以为后学之鉴。(《张

氏医通·卷七》)

解读： 六脉弦细如丝，说明阳气衰微，但胃气尚存。

气虚痰涌

刑部主政徐凌如，劳与怒并，遂汗出昏倦，语言错乱，危笃殆甚，迎余视之，脉滑而软，为气大虚而痰上涌。以补中益气汤加半夏、附子，四日而稍苏。更以六君子加姜汁、熟附，将两月而愈。（《医宗必读·卷之九》）

解读： 滑脉主痰，脉象软弱是气虚的表现。"病痰饮者，当以温药和之"，因此以补中益气汤加半夏，益气、化痰。

痰气胶固，形神俱劳

太常卿胡慕东，形神俱劳，十昼夜目不得瞑，服归脾汤数剂，中夜见鬼；更服苏合丸，无功。李（李士材）曰：脉大而滑，痰气胶固也。二陈汤加枳实、苏子，两日进四剂，未效。更以人参汤送滚痰丸，下痰积甚多，因而瞑眩。大剂六君子汤，服一月愈。（《里中医案·胡慕东不寐》）

解读： 形神俱劳，说明气虚；脉大而滑，说明痰浊太盛。应该扶正涤痰，再调补收功。

发热、咳嗽、吐血

侍御冯五玉令爱，发热咳嗽，已及半载，十月间吐鲜血甚多，一日之内，不过食粥一盛，大肉消陷，大便溏泄，沉困着床，脉来七至。李（李士材）曰，法在不救，人所共知，若能惟余是听，不为旁挠，可救十中之一。每帖用人参五钱，桂、附各一钱，芪、术各三钱，归、芍各二钱，陈皮一钱，日投三帖，约进七十剂，及壮水丸三斤，而后起于床，又三月而饮食如旧。（《医宗必读·卷之四》）

解读： "脉来七至"，数极而无力，按之虚软空豁，是阳气虚损的脉象。

第六节 火、热、气、瘀、实邪

吐血发热

同邑业师吴玄水如夫人，吐血发热，上气咳嗽，其脉大而虚，心部尤甚。此气虚不能摄血，忌用降火之药，遂用归脾汤加干姜数服，血止热退而安。(《删补颐生微论·卷之四》)

解读： 脉象大而虚软无力，说明气虚。气虚甚则生内寒，必有虚寒之兆。归脾汤加干姜可补虚固本。

肝郁化火

石顽治礼科姜如农次媳，春初患发热头痛腹痛，咳逆无痰，十指皆紫黑而痛，或用发表顺气不效。诊之脉来弦细而数，右大于左。曰：此怀抱不舒，肝火郁于脾土而发热；热蒸于肺故咳；因肺本燥，故无痰；脾受木克，故腹痛；阳气不得发越，故头疼。四肢为诸阳之本，阳气不行，气凝血滞，故十指疼紫。其脉弦者。肝也，数者。火也，细者火郁于血分也，遂以加味逍遥散加桂枝，于土中达木，三剂而诸证霍然，十指亦不疼紫矣。(《张氏医通·卷五》)

解读： 略。

抑郁蒸热

鞠上因，抑郁蒸热如焚，引饮不休，卧床谵语，户外事如见。医认伤寒，又认鬼祟。余曰：肝脉浮濡，肺脉沉数。夫木性虽浮，肝则藏血藏魂，而隶于下焦，脉当沉长而弦；金性虽沉，肺则主气

149

第四章 脉案

藏魄，而居乎至高，脉当浮短而涩。肺燥而失其相傅之权，则肝为将军之官，无所畏制，遂飞扬而上越，不能自藏其魂耳。魄强则魂安，今魄弱而魂不肯退藏，乃逐虚阳而放荡，此名离魂。魂既离矣，则出入无时，故户外事皆见皆闻也。当救肺金之燥，使金气足而肝木有制，则魂归矣。用清燥加减，人参、黄芪、麦冬、天冬、五味、当归以润肺养气，芍药、枣仁、栀子、甘草以摄肝归魂，橘红、沉香使九天之阳下降，升麻、柴胡使九天之阴上升。两剂而呓语止，十剂而烦渴皆除，一月而病魔退。(《里中医案·鞠上囡谚语》)

解读： 略。

受惊发狂

住毛家弄鸿兴里门人沈石顽之妹，年未二十，体颇赢弱。一日出外市物，骤受惊吓，归即发狂，逢人乱殴，力大无穷。石顽亦被击伤腰部，因不能起。数日后，乃邀余诊。病已七八日矣，狂仍如故。石顽扶伤出见，问之，方知病者经事二月未行。遂乘睡入室诊察，脉沉紧，少腹似胀。因出谓石顽曰，此蓄血证也，下之可愈。遂疏桃核承气汤与之。桃翌日问之，知服后黑血甚多，狂止，体亦不疲，且能啜粥，见人羞避不出。乃书一善后之方与之，不复再诊。(《经方实验录·上卷》)

解读： 患者忽然受到惊吓，气乱导致精神错乱，因此发狂。最开始的时候，病在气分，之后影响血分，导致经事不行，小腹轻则胀、重则痛。脉象沉紧，是里实交争的表现。桃核承气汤，以逐瘀为主，兼以调气，刚好可以用于此证。

十年心脾痛

明代医家江应宿治过一个人，心脾痛，积十年矣，时发则连日呻吟减食，遍试诸方罔效。诊之，六脉弦数。予曰：此火郁耳。投姜汁炒黄连、山栀泻火为君，川芎、香附、开郁，橘皮、枳壳理气，

为臣，反佐炮姜从治，一服而愈。再与平胃散加姜汁炒黄连、山栀，神曲糊丸，一料刈其根，不复举矣。(《张氏医通·卷五》)

解读： 脉弦主郁，数为热象。火郁既要清，又应发。

火郁鼻渊（鼻塞）

明代医家江应宿治过一个人，鼻塞，气不通利，浊涕稠黏，屡药不效，已经三年。其脉两寸浮数。曰：郁火病也。患者曰：昔医皆作脑寒主治，子何悬绝若是耶？经云：诸气膹郁，皆属于肺。河间云：肺热甚则出涕，乃热郁滞，壅塞气不通也。投以升阳散火汤，十数剂而病如失。(《张氏医通·卷八》)

解读： 鼻塞出浊涕，叫作鼻渊（或鼻漏）。两寸浮数，火郁于上。用之升阳散火之剂，同时要避免升散太过而伤正气。

火不生土，痢疾

抚台毛孺初，痢如鱼脑，肠鸣切痛，闻食则呕，所服皆芩、连、木香、菖蒲、藿香、橘红、芍药而已。后有进四君子汤者，疑而未果。飞艇相招，兼夜而往。诊得脉虽洪大，按之无力，候至右尺，倍觉濡软。余曰：命门火衰，不能生土，亟须参附可以回阳。孺翁曰：便用参术可愈否？余曰：若无桂附，虽进参术，无益于病，且脾土大虚，虚则补母，非补炎乎！遂用人参五钱，熟附一钱半，炮姜一钱，白术三钱。连服三剂，吐止食粥，再以补中益气加姜附，十四剂后即能视事。(《医宗必读·卷之七》)

解读： 以脉辨痢疾之虚实，然后判断虚证所处的病位。

伏气郁发，遇风成温

徽商黄以宽，感染风温已经有十多天了，壮热神昏，说话困难，并且自利溏黑、舌苔黑燥、唇焦鼻煤。最开始误用发散消导的药剂，烦渴更甚了鼻息不鼾，脉浮。于是向石顽老人求医。石顽老人了解之后，认为这是"伏气郁发，更遇于风，遂成风温"。风温脉浮，热邪久伏，变幻最速。又观察患者鼻息不鼾，知道肾水之上源没有断绝。于是用药急救垂绝之阴，而津回渴止。（《张氏医通·卷二》）

解读：略。

痢疾滞下

兵尊张纲庵，秋间患痢，凡香连、枳朴等剂，用之两月而病不衰。余诊之，滑而有力，失下之故也。用香连、归、芍、陈皮、枳壳，加大黄三钱，下秽物颇多，诊其脉尚有力，仍用前方，出积滞如鱼肠者约数碗，调理十余日而瘥。（《医宗必读·卷之六》）

解读：痢疾，又称"滞下"。脉滑有力，说明是邪实。积滞而下利，应当通下。

152

水竭火旺，渴疾三年

一男子渴疾三年，寒热半月，自以为疟，臁间忽生一小疮，三四日，外形如粟，疮平坚硬，色暗不泽，又兼脉洪数而无力，此水竭火旺之症也。终难溃敛，辞不敢治。复请医，视为易治，用针刺肿上，去紫血钟许，内服解毒药，次日边傍愈肿。医者谓肿高属阳易治，彼家欢悦。又三日，腮项俱肿，口噤不食，用针又刺肿上，日加昏愦。又复请视，予曰：死将及矣。但此症未病先作渴，肾水已竭；外形如粟，里可容谷，形色紫黑，气败血衰；脉洪无力，元气内败，如此干涉，岂有不死者。彼家方信晚矣。共二十一日而殁。（《外科正宗·卷之二》）

解读："脉洪数而无力"，"洪数"表明病热，"无力"表明血弱，病热而血弱是"水竭火旺"之证。"寒热半月"，说明半月以来都处于正邪交争之中，乃至出现类似伤寒的症状。

三阳实火，吐血

史某，50岁。酒客大吐狂血成盆，六脉洪数，面赤，三阳实火为病。与大黄六钱，黄连五钱，黄芩五钱，与泻心汤一帖而止，二帖脉平。后七日又发，脉如故，又二帖。大黄18克、黄连15克、黄芩15克。（《吴鞠通医案·卷二》）

解读：脉象"洪数"，病热有火。"六脉洪数"，患者又是酒客，还"大口狂血成盆"，因此判断为三阳实火为病。

发热，烦躁不眠

张氏仆病经五日，发热，脉沉微，口燥，烦躁不眠。曰："发热为阳，脉沉微为阴，少阴证似太阳也。口燥烦躁，乃邪气内扰，当用麻黄附子细辛汤，以温少阴之经，而驱内陷之邪。"或以子身安得阴症？别商栝蒌滋解之法，症益甚。再脉之，沉微转为虚散，已犯条款，不得已，惟四逆汤一法，或亦可挽回。遂连进二服，是夜得睡，明日热退脉起而安。（《续名医类案·卷一》）

解读："脉沉微"而发热，一般考虑为虚热或假热。"沉微转为虚数"，有虚阳外脱之嫌，因此用四逆汤回阳救逆。

伏火、郁热于内

孝廉愈彦直，肌肤灼热，神气昏闷，闻食即呕，强食即吐，困惫不支。或欲温补，余按其热处在骨间，脉沉而搏，此伏火也。用黄连一钱五分，山栀、黄柏各一钱，枳壳、陈皮各二钱，甘草五分，煎成入姜汁三匙，服四剂而瘥。更以六味丸加生脉散，调摄次岁。（《脉诀汇辨·卷九》）

解读：脉沉主里，且脉能搏指，是火郁之象。"按其热处在骨间"，说明热郁于内。因此先用清火透热之方，之后转方养阴。

下焦瘀血，吐血、咳嗽

大宗伯董玄宰少妾，吐血咳嗽，蒸热烦心，先与清火，继而补中。药饵杂投，竟无少效，而后乞治于余。余曰：两尺沉且坚，小腹按之即痛，此有下焦瘀血，当峻剂行之。若平和之剂行血则坚血不得行也。以四物汤加郁金、穿山甲、蛰虫、大黄，武火煎服。一剂而黑血下二碗，而痛犹未去，更与一服，又下三四碗而痛止。遂用十全大补丸四斤，而愈。（《脉诀汇辨·卷九》）

解读： 两尺沉而坚，属于下焦实脉。小腹按而痛，也属于下焦实证。在这里，吐血不止血、咳嗽不止咳，而应该用峻剂下瘀血，先攻后补。

火郁下焦，足肿剧痛

别驾施笠泽，两足肿重，痛若虎啮，叫号彻于户外。医以四物汤加槟榔、木通、牛膝、苡仁，数剂病不少减。余曰：阴脉细矣，按之至骨则坚，未可竟以虚责也。况两膝如绯，扪之烙手，当以黄柏五钱为君，木通四钱为佐，槟榔一钱为使，日进两剂，可使遄（快）已。笠泽服之，十余剂而愈。（《里中医案·施笠泽两足重剧痛》）

解读： 弱甚则"脉细"，但"按之至骨则坚"，说明火郁下焦、真阴已伤。因此在治疗的时候，以黄柏（专治真阴不足兼火热亢盛）为君走至阴，泻火补阴。

郁火内伏，郁栗恶寒

新安吴文遽，眩晕者三载，战栗恶寒，五月而向火。数妾拥居帷帐，屡服姜、桂，千里延余。千里延余。为诊其脉浮之细小，沉而坚搏，是郁火内伏，不得宣越也。用山栀三钱，黄连二钱，黄柏一钱五分，柴胡一钱，甘草五分，生姜五片，乘热函饮之。移时而

恶寒稍减，再剂而辄去火炉，逾月而起。更以六味丸、知、柏，用人参汤送下，两月全安。(《里中医案·吴文遽真热假寒》)

解读： 脉浮而细小，主虚；脉沉而坚搏，主实。

肝脉独沉，木郁化火

新安吴修予令侄，烦躁发热，肌体骨立，目不得瞑已三年矣。大江以南，迎医几遍，非清热养阴，即化痰安神，药剂及千，求一刻安卧不能也。时寓嘉定卢店典中，迎余视之。肝脉独沉而搏，此怒火久伏，木郁宜达也。用柴胡四钱，白芍药二钱，丹皮、山栀各二钱五分，甘草五分，桂枝四分。日晡（晡，申时，即午后三时至五时）进剂，未及黄昏而鼾齁熟寐，达旦未寤，伊兄里伯大为忧惶。余曰：卧则魂归于肝，三岁不归，疲劳已极。譬如久热得凉，乐而忘返，无足惧者。至午方苏，喜不自禁。从床褥叩首曰："积患沉深，自揣必毙，三年之病，一朝而起之，人非土木，感激涕零！"索余丸方，唯逍遥散加人参而已。一月之后，顿复康和。(《里中医案·吴修宇令倒不寐》)

解读： "肝脉独沉而搏"，"沉而搏"乃郁火久伏，得不到宣达导致的。治疗的时候，以柔肝、清火、条达为目的，让木郁有所条达、火郁有所宣发、血虚有所补益。

腹胀如鼓，四体骨立

元末明初时，项彦章治过一个女子。患者腹胀如鼓，四体骨立，众医或以为妊、为蛊、为瘵。诊其脉，告曰：此气搏血室。其父曰：服芎、归辈积岁月，非血药乎？曰：失于顺气也。夫气道也，血水也。气一息不运，则血一息不行。经曰：气血同出而异名，故治血必先顺气，俾经隧得通，而后血可行，乃以苏合香丸投之，三日而腰作痛。曰：血欲行矣。急以芒硝、大黄峻逐之，下污血累累如瓜者数十枚而愈。缘其六脉弦滑而数，弦为气结，滑为血聚，实邪也，故行气而血大下。又一女病同而诊异，项曰：此不治，法当数月死。

向者脉滑为实邪，今脉虚，元气夺矣。又一女病亦同，而六脉俱弦，项曰：真脏脉见，法当逾月死，后皆如之。(《张氏医通·卷三》)

解读："六脉弦滑而数"，"弦"为气结，"滑"为血聚，"数"为热证。所以在治疗的时候，先用苏合香丸顺气，再以硝、黄等逐瘀血。

左胯肿痛，身发寒热

一男子左胯肿痛，身发寒热，脉弦而数。以人参败毒散一剂，表证悉退，次以山甲内消散二剂而痊消。(《外科正宗·卷之三》)

解读："脉弦而数"，"弦"脉病主肝胆，"弦数"多热。此案先用人参败毒散透外邪，再用山甲内消散泄内热。

气厥暴死，不知人

汪石山治一人，卒厥暴死，不知人。先前因微寒数发热，面色萎黄，六脉沉弦而细，知为中气久郁所致，与人参七气汤一服，药未热而暴绝。汪令一人紧抱，以口接其气，徐以热姜汤灌之，禁止喧闹移动，移动则气绝不返矣。有顷果苏，温养半月而安。不特此证为然，凡中风、中气、中暑、中寒、暴厥，俱不得妄动以断其气。《内经》明言气复返则生，若不谙而扰乱其气，不得复返致。夭枉者多矣。(《张氏医通·卷三》)

解读：六脉沉弦，说明久郁；面色萎黄而脉细，说明气虚也。"以口接其气"，类似人工呼吸。暴厥的原因，大概是肝气郁结，失其条达，因此用辛散之剂疏泄肝气。

第七节　疮、疽、斑、痰、积、死证

背生疽疮

一男子年五十余，背心生疽十三日矣。汤水全然不入，坚硬背如负石，烦闷不语，请视之，疮势虽重，皮色亦紫，喜其根脚交会明白，毒尚结局于此，未经入内，故可治之。须行拔法，使毒气外发，不致内攻为要。随煮药筒提拔二次，共去恶血碗许。又脉实便秘，以内疏黄连汤（木香、黄连、山栀、当归、黄芩、白芍、薄荷、槟榔、桔梗、连翘各一钱，甘草五分，大黄二钱。水二茶盅，煎八分，食前服，临服加蜜二匙亦可）及猪胆套法，大便通利二次，使内外毒气皆得通泄，随夜睡卧得宁，背重失其大半。次用托里排脓之药，外以桑木灸法，肿硬渐腐，脓毒渐出，换服十全大补汤加麦冬、五味数服，腐肉自脱，饮食渐进，疮口渐合，调理两月余而愈。（《外科正宗·卷之一》）

解读：气实，"脉实"。在此案中患者病情严重，但毒邪还未入内，可及时"使内外毒气皆得通泄"，并以补虚收功。

鬓疮，风热壅上

维阳俞黄门，年逾三十，冬月鬓患毒肿，烦躁，便秘脉实，此胆经风热壅上而然也。马氏云："疮疡之症，热壅而不利者，大黄汤下之。"遂以一剂，便通疮退。更以荆防败毒散二剂，再以十宣散去桂，加天花粉、金银花，数剂而愈。

大宗伯罗公，耳后发际患此疮，脉紧数，以小柴胡汤加桔梗、牛蒡、银花，四剂而愈。（《外科心法·卷三》）

解读："便秘脉实"，一般属于热邪郁积。治疗的时候，或透热于外，或泻热于下。

耳后疮疽，软陷无脓

一男子耳后生疽十余日，自谓小恙不治。将近半月，根脚渐大，疮头惟流血水，稀恶污秽，四边紫黑，软陷无脓，面惨鼻掀，手冷气促，脉诊散大无根，此内败证也，何必治之。辞不用药。又延客医治之。因询无事，患者恨予不治，凡遇亲友，勉力支持，厉声自嘱决不甘死。予曰：心不服死也，再五日必死。果然。予尝观疮，但犯此症，虽山岳之躯，一败无不倾倒。(《外科正宗·卷之二》)

解读：医家有"代脉止歇，脏绝倾危；散脉无根，形损难医"的说法。在此案中，脉象"散大无根"，可见内已败绝，内败证已成。

肥胖消渴，疔疮成疽

一妇人中年肥胖，生渴三载，右手食指麻痒月余，后节间生一小泡，随后本指渐肿，疼胀不堪，视之原泡处已生黑斑，半指已变紫黑，此亢阳之极，乃成脱疽。诊之脉洪大、数而有力，此与肥人相反，如再黑色上延，坏人迅速。询问此妇先居富室无嗣，每纵膏粱，架烘炉炭，又兼多服种子热药，中年丧夫，家业尽被嗣人侵费，致久怀忧郁，后与寡母同栖，身耽寂寞。此先富后贫，所愿不得，又为失荣症也。辞不可治。彼妇母子再三哀恳，予亦无之奈何，乃遵孙真人治法，在肉则割，在指则切，此外无他，彼愿从之。先用人参养荣汤，随用软绢条尺许缠裹黑色尽处好肉节上，以渐收紧扎之，庶不通行血络，次用利刀放准，依节切下，将手随浸甘草温汤中片时，其血不大多，其疼亦不大甚。患者曰：唯心之惧，不知而下以神力之佑也。予曰：所嫌者切而不痛，此为气血筋骨俱死，此物虽脱，其症未可得愈。每以八味丸料加人参、麦冬大剂煎服，先

救肾水，次扶脾胃，间用金液戊土丹以解药毒。后三日，所扎指上渐渐放松，以通血脉，搭贴红、黑二膏生肉止痛，次后手背手掌日渐发肿，势恶之甚，惟不黑色，此内毒已出之故，仍用神灯照法，兼以猪蹄汤淋洗。后又肿上皆出数头，流出脓血，不计其许，两月外方得原肿稍退，脓秽稍减，又以参术膏人参养荣汤兼服，半年外方妥，此妇虽活，五指失矣。（《外科正宗·卷之二》）

解读： 凡热盛阴伤，脉象多见"洪大"，是阳热亢盛、阴血虚少导致的病变。"洪大，数而有力"，说明阳亢已极。

气虚，足疮

相国方禹修，足疮浸淫三载。服解毒药、燥湿药、清热祛风药。靡不遍尝，而势不少衰。余曰：脉大无力，气虚之候也。气虚则下陷，服疏利药，则愈下矣。以补中益气加萆薢、苍术服之，外用当归白术膏和二妙散涂之，脓水渐干，更以六味丸加苍术、黄柏，间服一年而愈。（《里中医案·方禹修足疮浸淫》）

解读： "脉大无力"，虚损为病。在本案的治疗中，内服补虚之药治本，外用燥湿之剂治标，然后专用补肾固本之方，同时祛除湿毒余邪。

正气受克，消渴疮毒

一妇人四旬肥甚，项疮五六日，视之肉肿疮不肿，必竟生疑恐，又兼口燥心烦，坚硬色紫，根脚散平，六脉洪大，此太过症也，后必无脓，相辞不治。彼又请医视之，有言外托者，又言内消者，有称年壮不妨，又说脉大易治。众人纷纷不定，仍各用药，又至七八日，前后胸、项俱肿，木闷坚硬，仍复请视决之。予曰：此不治者，何也？初起肉肿疮不肿，顶陷者一也；根脚平散，真气内败，不能收束毒气二也；口燥心烦，邪火内淫三也；形色紫暗，血死毒滞，不作腐溃者四也；六脉洪大，疮毒大盛，正气受克，无以抵挡，故疮终变软陷，邪毒内攻而死者五也。当备后事为要，此终于二十七朝前后足矣。后果至期而殁。观此言正顺理之病，可叹时人何为纷纷妄治也！（《外科正宗·卷之二》）

解读：中年、肥胖、项生疮，应该联想到肥盛之人容易发消渴病，病久的话容易生疮，而且不易愈合。"六脉洪大"，是邪盛之脉。

肝火血热，斑疮

一室女年十四，天癸未至，身发赤斑痒痛，左关脉弦数，此因肝火血热。以小柴胡汤加山栀、生地、丹皮，治之而愈。若因怒而致者，亦宜治以前药。（《续名医类案·卷三十六》）

解读：脉象表现为邪实，症状属于血热，应该清肝泻火。

阴血虚甚，项核

一妇人项患五核，时常寒热，肝脉弦长，而出寸口，此血盛无耦之症也。用小柴胡汤加生地、乌梅，治之而愈。（《校注妇人良方·卷二十四》）

解读："肝脉弦长，而出寸口"，缺阴柔之象。阴虚遇到肝脉弦长的，都宜壮水。

积 证

襄阳郡守于鉴如，在白下时，每酒后腹痛，渐至坚硬，得食辄痛。余诊之曰：脉浮大而长，脾有大积矣，然两尺按之软，不可峻攻，令服四君子汤七日，投以自制攻积丸三钱，但微下，更以四钱服之，下积十余次，皆黑而韧者；察其形不倦，又进四钱，于是腹大痛而所下甚多，服四君子汤十日，又进丸药四钱，去积三次，又进二钱，而积下遂至六七碗许，脉大而虚，按之关部豁如矣。乃以补中益气调补，一月痊愈。（《医宗必读·卷之七》）

解读："脉浮大而长"，有脾积之象，但"两尺按之软"，说明本源肾之不足、有虚。所以应对此类积证，不能峻攻，或先攻后补，或先补后攻，但都不应忘记其虚的本质。

风痰在肺

太学史明麟，经年咳嗽，更医数十人，药不绝口，而病反增剧，自谓必成虚痨。余曰：不然。脉不数不虚，惟右寸浮大而滑，是风痰未解，必多服酸收，故久而弥甚。用麻黄、杏仁、半夏、前胡、桔梗、甘草、橘红、苏子。五剂止，十剂已。(《医宗必读·卷之九》)

解读：右寸脉浮大而滑，表明肺气实。常年咳嗽，一直吃药，"必多服酸收，故久而弥甚"。最初外感咳嗽，肺气不宣，但并未宣肺而无用酸收之药。治疗的时候，就应该应该宣肺降气并化痰。

痰血互凝，噎膈

邑侯张孟端夫人，忧愤交乘，食下辄噎，胸中隐隐痛。余曰：阳脉滑而阴脉搏，痰血互凝之象也。以二陈汤加归尾、桃仁、郁金、五灵脂，四剂未效。因思五灵脂与人参同剂，善于浚（疏通）血，即前方入人参二钱，倍用五灵脂。再剂而血从大便出，十剂而噎止，一月而愈。(《脉诀汇辨〈中国古医书整理丛书〉》卷九)

解读："阳脉滑而阴脉搏"，"滑"为血聚痰瘀，"搏"而气斗，判断为"痰血互凝之象"。人参、五灵脂属于中药"十九畏"中的一对，配伍时慎用。

六脉皆代，临终危候

京卿叶震瀛夫人，痞闷而喘，肌肤如灼，汗出如洗，目不得瞑，六脉皆代，有医者请以十剂决效。余谓之曰：神气不甚衰者，灯将灭而复明也，汗如油，喘不休，绝证见矣。辞不治，超三日而殁。(《里中医案·叶震瀛夫人临终时症候》)

解读：患者喘、肌肤热、汗如油、目不瞑、六脉皆代，是死证。

第八节 误治

伤寒误治

馆师吴百川子，年二十余，素有梦交之疾，十月间患伤寒，头疼足冷。医用发散消导，屡汗而昏热不除，反加喘逆。更一医，用麻黄重剂，头面大汗，喘促愈甚。或者以为邪热入里，主用芩、连，或者以为元气大虚，议用冬、地，争持未决，始求治于石顽。诊之六脉瞥瞥（飘忽浮动），按之欲绝，正阳欲脱亡之兆，急须参、附。庶可望其回阳。遂疏回阳返本汤，加童便以敛阳。一剂稍宁，三啜安卧。改用大剂独参汤加童便，调理数日，顿与稀糜而安。（《张氏医通·卷二》）

解读："六脉瞥瞥，按之欲绝"，属于散脉，是阳气欲脱的表现。治疗的时候，先用回阳剂，再以独参汤加童便善后。

误用寒凉，亡阳假热燥烦

段某，素体衰弱，形体消瘦，患病年余，久治不愈。症见两目欲脱，烦躁欲死，以头冲墙，高声呼烦。家属诉：初起微烦头疼，屡经诊治，因其烦躁，均用寒凉清热之剂，多剂无效，病反增剧。面色青黑，精神极惫，气喘不足以息，急汗如雨而凉，四肢厥逆，脉沉细欲绝。拟方如下：茯苓30克，高丽参30克，炮附子30克，炮干姜30克，甘草30克。急煎服之。服后，烦躁自止，后减其量，继服10余剂而愈。（《中医杂志》1965年1期28页）

解读：气分劳伤严重，则脉来"沉细"。"脉沉细欲绝"，为阳绝之象。该案属于屡次用寒凉之药误治，变真寒为假热的案例。

累劳积郁、火不生土而误治

文学倪念岚，累劳积郁，胸膈饱闷，不能饮食，服消食之剂不效，改而理气，又改而行痰，又改而开郁，又改而清火，半载之间，药百余剂，而病势日增，始来求治于余。余先简其方案，次诊其六脉。喟然叹曰：脉大而软，两尺如丝，明是火衰不能生土，反以伐气寒疗设之，何异于人既入井，而又下石乎？遂以六君子汤加益智、干姜、肉桂各一钱，十剂而少苏。然食甚少也，余劝以加附子一钱，兼用八味丸调补，凡百余日而复其居处之常。(《医宗必读·卷之十》)

解读："脉大而软"，说明脉气无力；"两尺如丝"，说明气血虚衰。脾为五脏之母、土味万物之根，在该案中，脾胃得补之后，能够正常进食，血气自然就可以慢慢恢复了。

脾肺虚寒，误治后变为水气病

薛立斋治一中年妇，素性急，先因饮食难化，月经不调，服理气化痰药，反肚膨胀，大便泄泻；又加乌药、蓬术，肚腹愈胀，小便不利；加猪苓、泽泻，痰喘气急，手足厥冷，头面肢体肿胀，指按沉而屈，脉沉细，右寸为甚。此脾肺之气虚寒，不能通调水道，下输膀胱，渗泄之令不行，生化之气不运。东垣所云：水饮留积，若土之在雨中，则为泥矣，得和风暖日，水湿去而阳化，自然万物生长。喜其证脉相应，遂与加减肾气丸，小便即通。数剂肿满消半，四肢渐温，自能转侧，又与六君子加木香、肉桂、炮姜而愈。(《张氏医通》)

解读：湿邪痹着，多脉来"沉细"，"右寸"又主肺，所以"脉沉细，右寸为甚"是"脾肺之气虚寒"，无法调节体内水的疏布运化。肾主水，为水火之居所，先温肾以暖脾土，培脾土再生肺金，脾肺得以温养，水湿的运化功能就可以恢复，从而达到利水湿而消肿满的效果，最以益气温脾收功即可。

伤暑气虚，误用清凉

马元仪治陆太史，时值秋暑，偶发热头痛。诊得脉大而虚，谓中气大虚，非补不克。彼云："伤暑小恙，况饮食不甚减，起居不甚衰，何虚之有？但清暑调中，去邪即已，何用补为？"乃勉与清暑益气而别。明晨复诊，脉之大者变为虚微，发热如故。曰："今日不惟用补，更当用温，宜亟服之，迟则生变矣。"遂用理中汤，服下少顷，出汗如涌泉。午后复诊，两脉虚微特甚，汗如贯珠，乃连进人参四两，附子两许，日夜约用人参十两，附子四两，汗止精藏，渐调而愈。（《继名医类案·暑》卷四）

解读："脉大而虚"，属于中气虚的表现。六邪外侵时，慎补。

老而常服温补药，耗伤真阴

乡饮张怡泉，恒服参、附、鹿角胶等阳药而真阴向耗，年七十五，七月下浣（huàn 换：旧称每月的上、中、下旬为上、中、下浣）病疟，时医误进常山止截药一剂，遂致人事不省，六脉止歇。按之则二至一止，举指则三五至一止，惟在寒热之际诊之则不止歇。热退则止歇如前。此真气衰微，不能贯通于脉，所以止歇不前。在寒热之时，邪气冲激经脉，所以反得开通，此虚中伏邪之象。为制一方，用常山一钱酒拌，同人参五钱焙干，去常山但用人参。以助胸中大气而祛逐之。当知因常山伤犯中气而变剧，故仍用常山为向导耳。昼夜连进二服，遂得安寝。但寒热不止，脉止如前，乃令日进人参一两，分二次进，并与稀糜助其胃气。数日寒热渐止，脉微续而安。（《张氏医通·卷三》）

解读：真气衰微，无法顺利贯通于脉内，因此"六脉歇止"。

164

附

一　健康养生

1. 上古天真论——健康的标准

古代的轩辕黄帝，生来就异常聪明，很小的时候不仅善于言辞，对事物还有敏锐的洞察力。长大之后，轩辕黄帝敦厚朴实又勤勉努力，到成年就登上了天子之位。

黄帝问岐伯：我听说，上古时代的人，年龄都超过百岁，但行动没有衰老的迹象。但现在的人，年龄才到五十岁，动作就感觉衰老了。这是时代不一样造成的，还是现在的人违背了养生之道的原因呢？

岐伯回答：上古时代的人，大多都懂得养生之道，它们取法天地阴阳的变化规律，用保养精气的方法来调和自己的身体，有节制地饮食，有规律地起居，不过分劳累，因此形体和精神都可以协调统一，尽享自然寿限，百岁之后才会离开世间。现在的人就不一样了，把浓酒当作甘泉来饮用，日常生活中肆意妄为，醉后还要行房，纵情声色，导致精气衰竭、真气耗散。不懂得让精气保持盈满的状态，不懂得节省精神，只会追求感官快乐，违背生命真正喜欢的乐趣，起居也没有规律，因此五十岁左右就衰老了。

上古时候的人，都能够遵守通晓养生之道的圣人的教诲。可以及时避开四季的不正之气，思想上也清闲安静，无欲无求，真气自然深藏而顺从，精神自然持守于内而不消耗。这样的话，怎么可能生病呢？因此，上古时代的人心志安闲、私欲很少、心情宁静、毫无恐惧之心，形体虽然劳作，但不会过分疲倦。真气自然从容和顺，每个人的希望和要求都可以获得满足。不管吃什么都觉得甜美、穿什么都觉得漂亮。他们喜欢自己的社会习俗，互相之间也不攀比，不会羡慕地位比自己高的人，也不会鄙夷地位比自己低的人。人们慢慢变得朴实自然，因此嗜好什么也无法干扰他们的视听，淫乱邪说也无法惑乱他们的心志。不管愚笨的人，还是聪明的人，不管有能力的，还是没有能力的，都能符合养生之道，不去追求酒色之类的身外之物。他们到百岁还能动作不衰老，是因为他们的养生之道没有遗漏和偏颇。

黄帝问：人老了就无法再生育子女，是筋力不足呢，还是生理的自然变化规律就是如此呢？

岐伯回答：女子到了七岁，肾气就开始慢慢充实，牙齿更换，头发生长。到十四岁的时候，身体发育成熟，任脉通畅，冲脉旺盛，月经就按时而来，也就可以孕育子女了。到二十一岁的时候，肾气平和，智齿生长，身高长到了最高。到二十八岁的时候，筋骨坚强，毛发的状态长到了最好的时候，身体也非常强壮。到三十五岁的时候，阳明脉开始衰退，面部开始枯槁，头发开始脱落。到四十二岁的时候，三阳脉之气从头部开始衰退，面部枯槁，头发花白。到四十九岁的时候，任脉空虚，太冲脉衰微，天癸枯竭，月经断绝，形体衰老，也无法再孕育子女了。

男子到了八岁，肾气就开始充实，头发生长，牙齿更换。到十六岁的时候，肾气盛，身体发育成熟，精气充满，男女交合就可以生育子女。到二十四岁的时候，肾气平和，筋骨强劲，智齿生长，身高也长到了最高。到三十二岁的时候，筋骨粗壮，肌肉充实。到四十岁的时候，肾气开始衰退，头发开始脱落，牙齿开始干枯。到四十八岁的时候，人体上部阳明经之气就开始衰竭了，此时面色憔悴，发鬓斑白。到五十六岁的时候，肝气衰，筋脉迟滞，手足就不灵活了。到六十四岁的时候，天癸枯竭，精气少，肾脏衰，牙齿、头发开始脱落，身体被病痛折磨。人的肾脏主水，五脏六腑的精华都贮存在里面，脏腑旺盛的话肾脏才有精气释放出去。如今年龄大了，五脏都衰退了，筋骨也无力了，天癸也干涸了，因此发鬓斑白、身体沉重，走路也不稳，无法再孕育子女了。

黄帝问：有的人年纪很大了还能孕育子女，这是什么原因呢？

岐伯说：这是他的先天禀赋超过常人，气血经脉仍旧通畅，肾气仍旧有余的缘故。虽然还可以生育，但正常情况下，男子不超过六十四岁、女子不超过四十九岁，精气就已经穷尽了。

黄帝问：擅长养生的人，到百岁年纪可不可以生育呢?

岐伯说：擅长养生的人，可以推迟机体的衰老进程，让身体保持壮年的状态，因此即使年龄很高了，依旧可以生育。

黄帝说：我听说，上古时代有真人，他们能和天地阴阳自然的消长变化规律同步，自由地呼吸天地的精气来保守自己的精神，身体与精神能够合而为一。因此寿命可以和天地相当，没有终了的时候。这是得道长生了。

中古时代有至人，他们道德淳朴、完美，符合天地阴阳的变化规律，能适应四时气候的变化，会避开世俗的喧闹。可以汇聚精神，悠游于天地之间，所见所闻可以达到八方荒远之外。是可以延长寿命，且身体强健的人。

接下来有圣人，他们可以平和地安居于天地之间，能顺从八风的变化，调整自己的爱好来适合世俗的习惯，从来不动怒。他们的行为不脱离世俗，举动也不会被世俗牵引，能保留自己独特的风格。在外不会让自己的身体为事务所劳，在内不会让自己的思想有过重的负担。他们以清静愉悦为务，目的是悠然自得。因此形体丝毫不显得衰老，精神也不会耗散，寿命可以达到百岁。

再之后有贤人，他们能效法天地的变化规律，取象日月的升降规律，分析辨别星辰的运行，遵守阴阳的消长规律。按照四季的气候变化来调养自己的身体，以上古真人为目标，追求符养生之道的生活方式。这样的话，寿命也能够延长到接近自然天寿的地步。

2. 四气调神大论——四季养生法

四气，是春温之气、夏热之气、秋凉之气、冬寒之气这四时之气的总成。人如果能在这四个季节调节自己的精神情志，与自然之气相通，让生命活动更加健康，符合自然要求。这就是本篇——《四气调神大论》——的宗旨。下面让我们一起来看看全文。

春季，有三个月，是万物复苏的季节。此时，大自然生机勃发，草木欣欣向荣。人如果想适应春季的环境，就应该早睡早起，起来之后应该在庭院里散散步，同时披散头发，舒缓身体，让神志跟随自然的生发之气舒展开来。要让神志活动顺应春生之气，而不是违逆它。这是和春的生之气相适应的养生方法，如果违背这个道理，就会伤肝，等到夏天就会发生寒病。因为，如果春天没有打好生养（生生）的基础，到夏天就会缺乏成长的能力而发生寒变。

夏季，有三个月，是草木生长繁茂的季节。此时，天地之间的阴阳之气上下交通，花草树木开花结果。人如果想适应夏季的环境，就应该晚睡早起，不要嫌弃白天太长。心中不郁怒的话，容貌气色就会秀美。还要让腠理（肌肉皮肤）宣通，就像有你喜爱的外物在牵引你一样，让阳气疏泄于外。这是和夏的长养之气相适应的养生方法。如果违背这个道理，就会损伤心气，等到秋天就有患疟疾的风险。因为，如果夏天没有打好长养的基础，到秋天就会缺乏收敛的能力而导致疟疾。

秋季，有三个月，是自然草木成熟的季节。此时，天气劲急、地气清明。人如果想适应秋季的环境，就应该早睡早起，和鸡的作息保持一致。让意志保持安定，就可以舒缓秋天劲急之气对人体的影响。精神内守、不急不躁，就能平和秋天的肃杀之气。不让意志外驰，肺气就能清和平均。这是和秋的收敛之气相适应的养生方法。如果违背这个道理，就会损伤肺气，到冬天就会患飧泄之病。这是因为秋天没有打好收敛的基础，到冬天就会缺乏闭藏的能力而导致飧泄。

冬季，有三个月，是万物之生机闭藏的季节。此时，天气寒冷，河水结冰，大地冻裂。人如果想适应冬季的环境，就不能扰动阳气，应该早睡晚起，必须等太阳出来的时候再起床。让意志伏藏起来，就像内心很充实一样，又好像已经获得满足，同时还要避开寒凉，保持温暖。不要让毛孔张开出汗，也不要频繁耗伤阳气。这是和冬的潜藏之气相适应的养身方法。如果违背这个道理，就会损伤肾气，到春天就会得痿厥之病。这是因为冬天没有打好闭藏的基础，到春季就会缺乏生发的能力导致痿厥。

天之气，是清净而光明的；天之气，潜藏着清净光明的生生之

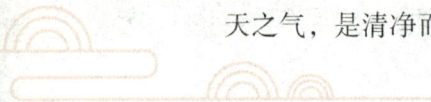

德，永远没有止境：因此万物才能长久而不消亡。假如天不藏，显露其光明，日月就会失去光辉，外邪就会乘虚侵入孔窍，酿成灾害，流畅的阳气会闭塞不通，沉浊的地气会遮蔽光明。此时云雾弥漫不清，地气无法上应天气，甘露就无法下降。天地之气无法交流，万物就不能成长，草木珍果大多会败亡，草木也会枯槁而不茂盛。邪气潜藏、得不到发散，则风雨失调、白露不降、草木不荣。邪风时时侵袭，暴雨就会不断袭击，春、夏、秋、冬就无法保持平衡，规范自然规律，万物也会在生长的途中夭折。只有圣人才能注意养生，顺应自然的变化规律，因此不患重病。假如万物都不失保养之道，其生命之气就不会衰竭。

假如违背春生之气，少阳之气就得不到生发，肝气就会内郁而发生病变。假如违背夏长之气，太阳之气就得不到生长，心气就会内虚而发生病变。假如违背秋收之气，少阴之气就得不到收敛，就会肺热叶焦而胀满。假如违背冬藏之气，太阴之气就得不到潜藏，肾气就会衰弱而发生病变。四季的阴阳变化，是万物生、长、收、藏的根本。圣人顺应了这种规律，在春夏两个季节保养心肝，在秋冬两个季节保养肺肾，来适应养生的基本原则。假如违背这种规律，就会摧残本元，损伤机体。因此，四时阴阳的变化是万物生长收藏的原因，是死生的本原。违背了，就会发生灾害；顺从了，就不会有重病。这样，就算掌握养生的规律了。不过，这个养生规律只有圣人才会去奉行，愚昧的人只会去违背它。假如顺从阴阳的变化规律，就能生存下来；假如违背阴阳的变化规律，就会死亡。顺从这个规律，就能够安定；违背这个规律，就会发生祸乱。假如因为不顺从阴阳四时的变化而发生的病变，叫作关格。

因此，圣人不会等待生病了才去治疗，而是在生病之前就进行预防；圣人不需要去治理已经形成的动乱，只要在未乱之前注意疏导就可以了。假如疾病形成之后再去治疗、动乱形成之后再去治理，就会像口渴了才去挖井、发生战斗了才去铸造兵器，不觉得太晚了吗？

3. 阴阳应象大论——调和阴阳的方法

黄帝说：阴阳，是天地之间的普遍规律，是万事万物的纲领，是万物发展变化的本原，是生长毁灭的根本，是万物变化的动力之源。所以，治病必须治本。清阳之气，积聚而上升，成为天；浊阴之气，凝聚而下降，成了地。阴主静，阳主动，阳主发生，阴主生长，阳主杀伐，阴主闭藏。阳能化生出力量，阴能构建形体。寒到极致就会转化为热，热到极致就会转化为寒。寒气凝聚，会生浊阴；热气升腾，可产清阳。体内的清阳之气如果在下而得不到上升，就会飧泄。体内的浊阴之气如果在上而得不到下降，就会胀满：这是违反阴阳运行规律导致的疾病。所以，有的疾病属于顺证，有的疾病属于逆证。

自然界中，清阳之气上升为天，浊阴之气下降为地。地气上升为云，天气下降为雨。雨虽然是天气下降的结果，却是地气所化；云虽然是地气上升形成的，却依靠天气才能蒸发。这都是阴阳相互转化的结果。在人体内的变化情况也是一样的，清阳上出于上窍，浊阴下出于下窍。清阳从腠理（皮肤、肌肉）散发，浊阴内注到五脏之中。清阳让四肢充实，浊阴让六腑相安。

水属阴，火属阳。阳是无形的气，阴是有形的味。五味进入胃腑，胃腐熟水谷，蒸化出清气。清气进入五脏，和五脏中的精气结合，化生成生命所需的营养物质。精，依赖水谷清气进行补养；形体，依赖饮五味进行补给。饮食在体内被化生成精，精气化之后再充养形体。不节制饮食，也会伤害形体；气偏盛，也会损伤精。精血充足，就能够化气，五味太过也会伤气。

味属阴，趋于下窍；气属阳，趋于上窍。五味之中，味厚的为纯阴，味薄的为阴中之阳。气厚的为纯阳，气薄的为阳中之阴。味厚的，能泄下；味薄的，能疏通。气薄的，能外泄邪气；气厚的，能助阳发热。亢阳，会侵蚀元气，耗散元气，让元气衰弱；微阳，使元气增强，让元气旺盛。辛甘属阳，有发散的作用；酸苦属阴，有涌泄的作用。

阴气偏胜，会让阳气受病；阳气偏胜，会让阴气受病。阳气偏胜，就会生热；阴气偏胜，就会生寒。寒极会出现热象，热极会出现寒象。寒邪，能损伤人的形体；热邪，能损伤人的真气。真气受伤，就会疼痛；形体受伤，就会肿胀。先疼后肿的，是真气先受伤，然后影响到形体；先肿后痛的，是形体先受伤，然后影响真气。风邪太过，就会让痉挛动摇；热邪太过，就会让肌肉红肿；燥邪太过，就会让津液干涸；寒邪太过，就会浮肿；湿邪太过，就会发生泄泻。

自然界中，春、夏、秋、冬四时推移，五行变化，出现生长收藏的演变规律，催生出寒、暑、燥、湿、风的气候现象。人体内有五脏，五脏能够化生五气，产生喜、怒、悲、忧、恐五种情志。因此：大喜大怒能伤气，寒暑外侵能损伤形体；大怒伤阴气，大喜伤阳气，假如因此逆气上冲、血脉阻塞，神气就会离体浮越。所以，不控制自己的喜怒之情，不调节自己适应寒暑的变化，生命就无法稳固。阴气过盛，会转为阳；阳气过盛，会变为阴。因此：冬天受寒严重，春天就容易出现热病；春天受风严重，夏天就容易飧泄；夏天受暑气严重，秋天就容易出现疟疾；秋天受湿气严重，冬天就容易咳嗽。

黄帝问：我听说古代的圣人，在说到人体的形态时，会辨别并列出脏腑的阴阳属性，会联系六合（四方上下），以审查十二经脉阴阳六合的起止与循行属关系。各个气穴都有自己所发的部位和名称，比如连于骨骼的叫"豀谷"。皮部浮络都有自己起止点，阴阳属性、为顺为逆都各有条理。四时阴阳变化也有一定的规律，外在的环境和内部的人体环境，有表有里，相互对应。是这样的吗？

岐伯回答：东方对应春，阳气上升而生风，风可以滋养木气，木气可以生酸，酸味可以养肝，肝血又可以养筋，筋又可以养心。肝气上通于目。在天是六气中的风，在地是五行中的木，在人体中是筋，在五脏中是肝，在五色中是青，在五音中是角，在五声中是呼，在人体的变动是握，在七窍中是目，在五味中是酸，在情志中是怒。怒能伤肝，悲伤能抑制怒；风气会伤筋，燥能抑制风；过食酸味会伤筋，辛味又可以抑制酸味。

南方对应夏，阳气大盛而生热，热可以生火，火气可以产生苦味，苦味可以养心，心可以生血，血可以养脾。心气上通于舌。在天是六气中的热，在地是五行中的火，在人体中是血脉，在五脏中是心，在五色中是赤，在五音中是徵，在五声中是笑，在人体的变动是忧，在七窍中是舌，在五味中是苦，在情志中是喜。过喜会伤心，恐能抑制喜；热会伤气，寒气能抑制热；苦味会伤气，咸味能抑制苦味。

中央对应长夏，蒸发而生湿，湿可以生长土气，土可以产生甘味，甘味可以滋养脾气，脾气可以滋养肌肉，肌肉健壮可以让肺气充实。脾气上通于口。在天是六气中的湿，在地是五行中的土，在人体中是肌肉，在五脏中是脾，在五色中是黄，在五音中是宫，在五声中是歌，在人体的变动是干哕，在七窍中是口，在五味中是甘，在情志中是思。思虑会伤脾，怒能抑制思虑；湿气会伤肌肉，风气能抑制湿气；过食甘味会伤肌肉，但酸味能抑制甘味。

西方对应秋，天气劲急而生燥，燥可以旺盛金气，金可以产生辛味，辛味可以直通肺气，肺气可以滋养皮毛，皮毛润泽可以滋生肾水。肺气上通于鼻。在天是六气中的燥，在地是五行中的金，在人体中是皮毛，在五脏中是肺，在五色中是白，在五音中是商，在五声中为哭，在人体的变动是咳，在七窍中是鼻，在五味中是辛，在情志中是忧。忧会伤肺，喜能抑制忧；热会伤皮毛，寒能抑制热；辛味会伤皮毛，苦味能抑制辛味。

北方对应冬，阴凝而生寒，寒气可以旺水气，水可以产生咸味，咸味可以滋养肾气，肾气可以滋养骨髓，骨髓充实可以养肝。肾气上通于耳。在天是六气中的寒，在地是五行中的水，在人体中是骨髓，在五脏中是肾，在五色中是黑，在五音中是羽，在五声中是呻吟，在人体的变动是战栗，在七窍中是耳，在五味中是咸，在情志中是恐。恐会伤肾，但思能抑制恐；寒会伤骨，但燥能抑制寒；咸会伤骨，但甘味能抑制咸。

因此：天地、上下，负载万物；阴阳，是化生气血、形成生命体（雌雄）的动力源泉；左右，阴阳的运行道路；水火，是阴阳的表现形态。总而言之，阴阳的互动变化，是万物生的根源。进一步说：阴阳，是以彼此为基础相互发挥作用的。阴在内，阳就帮助它护卫在外；阳在外，阴就辅助它、成就它。

黄帝说：人体的阴阳变化是怎样的呢？

岐伯回答：阳气太过，就会发热，腠理（肌肉、皮肤）紧闭，喘息急促，呼吸困难，身体俯仰而动。手脚厥冷，毛孔关闭，汗不能把人体的热量带出来，就会发热，此时牙齿干燥、心里烦闷，如果腹部再胀满，就属于死证。这种情况的患者忍受得了冬天，但忍受不了夏天。阴气太过，就会恶寒、出汗，常常感觉冷或打寒战，寒重的话还会出现手足厥冷的症状，手足厥冷之后如果再有腹部胀满的现象，就属于死证。这种情况的患者忍受得了夏天，但忍受不了冬天。这便是阴阳在体内因为偏胜引发疾病的原理。

黄帝问：人应该怎么调和阴阳呢？

岐伯回答：知道七损八益的道理，就能够调和阴阳；不知道这个道理，就会早衰。四十岁的时候，人的阴气就减损一半了，起居过程中的动作就会衰退；五十岁的时候，人的就会身体笨重，耳不聪，目不明；六十岁人的，人就会阴痿，气也大衰，九窍的功能就会减退，下虚上实，流鼻涕、淌眼泪等衰老的现象都会出现。因此，懂得养生的人身体就会强健，不懂得养生的人身体容易衰老。所以，同时出生到世上，结果却不相同。聪明的人，没生病的时候就注意养生；愚蠢的人，发病之后了才知道调养。愚蠢的人时常觉得体力不足，聪明的人却精力充沛。精力充沛，就能耳聪目明、身体轻捷强健，就算老了也会显得健壮，年轻强壮的人就更加强健了。因此，明达事理的人，能顺乎自然，不做对养生不利的事，以心情恬静而快乐，持守虚无之道，追寻情志的自由与快乐，寿命便与天地长存而无穷尽。这便是圣人的养生方法。

西北方属阴，天气在西北方不足，人与天气相应，右边的耳目也就不如左边的耳目聪明。东南方属阳，地气在东南方不满，人与天气相应，左边的手足就不如右边灵活。

黄帝问道：这是什么原因？

岐伯回答：东方属阳，阳气精华汇聚于上部，上部旺盛了，下部必然虚弱，因此会出现耳目聪明，但手足不便利的情况。西方属阴，阴气精华汇聚于下部，下部旺盛了，上部就必然虚弱。因此会出现耳不聪目不明，但手足便利的情况。因此，同样受外邪侵扰：如果在上部，身体的右侧就会比较严重；如果在下部，身体的左侧就会比较严重，这是天地阴阳之气分布不均衡，人身内的阴阳之气也分布不均导致的。人体内的阴阳之气偏虚的部位，就是邪气滞留的部位。

因为天有精气、地有形体。天有八节之气序，地有五方之布局。所以，天地可以成为万物生长的根本。清阳上升于天，浊阴下降于地。因此天地是运动还是静止，是阴阳的神妙变化决定的。万物才能跟随四节，春生、夏长、秋收、冬藏，不断地循环往复。只有圣贤，才能上应于天之气来养护自己的头部，下应于地之气来养护自己的足部，中间用人事的理论来养护五脏。天气和肺相通，地气和咽相通，风气和肝相通，雷气和心相通，谷气和脾相通，雨气和肾相通。六经就像大河，肠胃就像大海，九窍就像水流。假如用天地之间的阴阳来形容人体内的阴阳，人的汗就是天地间的雨，人的气就是天地间的疾风，人暴怒就是雷霆发作，人发生逆气就是久晴不雨。因此，如果养生不参照天地之理来进行，就会产生疾病。

外部的邪风到来，就如急风暴雨一样迅猛。因此：医术好的，可以在病邪刚刚侵入皮毛的时候就进行治疗；医术稍差的，病邪侵入肌肤的时候才进行治疗；医术更差的，病邪侵及筋脉的时候才会进行治疗；医术再差的，病邪都侵到六腑了才会进行治疗；医术最差的，病邪侵到五脏了才会进行治疗。等到病邪侵到五脏了，就只有一半的希望能治愈了，另一半的概率就是死亡。假如受到天之邪气的侵害，就会伤到五脏；假如感到饮食寒热的侵害，就会伤到六腑；假如受到地之湿气的侵害，就会伤到皮肉筋脉。

因此，善于针刺的人，有时由阴引阳，有时又由阳引阴。取右边的穴位可以治疗身体左边的疾病，取左边的穴位可以治疗身体右边的疾病。用正常的身体状态，去对比病人的异常状态；从表面的症状，去推究内里的病变。这都是为了观察病人太过、不及的情况和原因，觉察病人的细微变化，诊断疾病，然后再进行治疗就不会发生危险了。

善于治病的医生，懂得察看病人的面色，通过病人的脉象辨别疾病的阴阳属性。审查浮络五色的清浊情况，推测病发于何经；看病人的喘息情况，听病人的声音，了解病人的痛苦所在。再根据看四时不同的脉象，了解疾病发生在哪一个脏腑。然后诊察寸关尺的脉象，根据脉象的浮、沉、滑、涩，推断疾病所处的部位。这样做的话，治疗的时候就不会有过失，诊断的时候就不会失误了。

因此：疾病刚刚发生的时候，只用针刺就能够治愈；邪气盛的时候，必须等邪气稍退的时候再进行治疗。治疗疾病，要按照病情来采取相应的措施。疾病轻的时候，加以宣泄；疾病重的时候，加以攻泻。病邪衰退、正气也虚的时候，以补益正气为主。病人羸弱，要用气厚之品补之；病人精不足，要用味厚之品补之。病在膈上，可以采用吐法；病在下焦，可以通便；胸腹胀满，可以攻泻。如果感染风邪，可以用辛凉的方法发汗；如果邪在皮毛，可以用辛温的方法发汗。如果病情发越太过，可以采用抑收的方法；如果是实证，可以采用散法和泻法。观察疾病的阴阳属性，可以决定用药的时候是用柔剂还是用刚剂。病在阳的，也可以治其阴；病在阴的，也可以治其阳。辨明气分和血分，让它们互不紊乱，血实的用泻血之法，气虚的用升补之法。

4.《老子·养生篇》

（一）

持而盈之，不如其已；
揣而锐之，不可长保。
金玉满堂，莫之能守；
富贵而骄，自遗其咎。
功遂身退，天之道也。

（二）

五色令人目盲，五音令人耳聋，五味令人口爽，驰骋畋猎令人心发狂，难得之货令人行妨。是以圣人为腹不为。故去彼取此。

（三）

名与身孰亲？身与货孰多？得与亡孰病？甚爱必大费，多藏必厚亡。故知足不辱，知止不殆，可以长久。

（四）

出生入死。生之徒，十有三；死之徒，十有三；人之生，动之于死地，亦十有三。夫何故？以其生生之厚。盖闻善摄生者，陆行不遇兕虎，入军不被甲兵；兕无所投其角，虎无所用其爪，兵无所容其刃。夫何故？以其无死地。

二 各类歌诀

1. 诸病宜忌脉

诸病宜忌脉

伤寒：未汗，宜阳脉，忌阴脉；已汗，宜阴脉，忌阳脉。

中风，宜浮迟，忌急数。

咳嗽，宜浮濡，忌沉伏。

喘急，宜浮滑，忌短涩。

水肿，宜浮大，忌沉细。

头痛，宜浮滑，忌短涩。

心痛，宜浮滑，忌短涩。

腹痛，宜沉细，忌弦长。

腹胀，宜浮大，忌沉小。

消渴，宜数大，忌虚小。

痿痹，宜虚濡，忌紧急。

癥瘕，宜沉实，忌虚弱。

癫狂，宜实大，忌沉细。

吐血，宜沉小，忌实大。

衄血，宜沉细，忌浮大。

脱血，宜阴脉，忌阳脉。

肠澼，宜沉小，忌数大。

下利，宜沉细，忌浮大。

霍乱，宜浮洪，忌微迟。

虚损，宜软缓，忌洪大。

堕胎，宜坚紧，忌小弱。

金疮，宜微细，忌紧数。

痈疽，宜微缓，忌滑数。

中恶，宜紧细，忌浮大。

中毒，宜洪大，忌微细。

新产，宜沉滑，忌弦紧。

带下，宜迟滑，忌急疾。

崩漏，宜微弱，忌实大。

䘌蚀，宜虚小，忌紧急。

2. 诸脉主病诗

诸脉主病诗

一脉一形，各有主病；
数脉相兼，则见诸证。
浮脉主表，里必不足；
有力风热，无力血弱。
浮迟风虚，浮数风热。
浮紧风寒，浮缓风湿。
浮虚伤暑，浮芤失血。
浮洪虚火，浮微劳极。
浮濡阴虚，浮散虚剧。
浮弦痰饮，浮滑痰热。
沉脉主里，主寒主积；
有力痰食，无力气郁。
沉迟虚寒，沉数热伏。

沉紧冷痛，沉缓水蓄。

沉牢痼冷，沉实热极。

沉弱阴虚，沉细痹湿。

沉弦饮痛，沉滑宿食。

沉伏吐利，阴毒聚积。

迟脉主脏，阳气伏潜；

有力为痛，无力虚寒。

数脉主腑，主吐主狂；

有力为热，无力为疮。

滑脉主痰，或伤于食；

下为蓄血，上为吐逆。

涩脉少血，或中寒湿，

反胃结肠，自汗厥逆。

弦脉主饮，病属胆肝。

弦数多热，弦迟多寒。

浮弦支饮，沉弦悬痛。

阳弦头痛，阴弦腹痛。

紧脉主寒，又主诸痛。

浮紧表寒，沉紧里痛。

长脉气平，短脉气病。

细则气少，大则病进。

浮长风痫，沉短宿食。

血虚脉虚，气实脉实。

洪脉为热，其阴则虚。

细脉为湿，其血则虚。

缓大者风，缓细者湿。

缓涩血少，缓滑内热。

濡小阴虚，弱小阳竭。

阳竭恶寒，阴虚发热。

阳微恶寒，阴微发热。

男微虚损，女微泻血。

阳动汗出，阴动发热；

为痛与惊，崩中失血。

虚寒相搏，其名为革；

男子失精，女子失血。

阳盛则促，肺痈阳毒。

阴盛则结，疝瘕积郁。

代则气衰，或泄脓血。

伤寒心悸，女胎三月。

3. 奇经八脉——诊法、脉证

奇经八脉——诊法

直上直下，浮则为督；

牢则为冲，紧则任脉；

寸左右弹，阳可决；

尺左右弹，阴可别；

关左右弹，带脉当诀；

尺外斜上，至寸阴维；

尺内斜上，至寸阳维。

奇经八脉——脉证

督脉为病，脊强癫痫。

任脉为病，七疝瘕坚。

冲脉为病，逆气里急。

带主带下，脐痛精失。

阳维寒热，目眩僵仆。

阴维心痛，胸胁刺筑。

阳跷为病，阳缓阴急。

阴跷为病，阴缓阳急。

癫痫瘛疭（抽搐），寒热恍惚（神志昏糊）；
八脉脉证，各有所属。

4. 真脏脉诀

真脏脉诀

病脉既明，吉凶当别。
经脉之外，又有真脉。
肝绝之脉，循刀责责。
心绝之脉，转豆躁疾。
脾则雀啄，如屋之漏。
如水之流，如杯之覆。
肺绝如毛，无根萧索。
麻子动摇，浮波之合。
肾脉将绝，至如省客。
来如弹石，去如解索。
命脉将绝，虾游鱼翔。
至如涌泉，绝在膀胱。
真脉既形，胃已无气。
参察脉证，断之以臆。

5. 阴阳绝脉

阴阳绝脉

阳病见阴，病必危殆。
阴病见阳，虽困无害。
上不至关，阴气已绝。
下不至关，阳气已竭。
伏脉止歇，脏绝倾危。
散脉无根，形损难医。